CORONAVIRUS

¿LA ÚLTIMA PANDEMIA?

CORONAVIRUS

¿LA ÚLTIMA PANDEMIA?

JOSÉ ALCAMÍ PERTEJO
EDUARDO LÓPEZ-COLLAZO

PRÓLOGO DE SANTIAGO MORENO GUILLÉN

OBERON

OBERON

Realización de cubierta: Celia Antón Santos
Ilustraciones: Eduardo Rodríguez Meliá
Revisiones: Lidia Señarís Cejas
Maquetación: Claudia Valdés-Miranda Cros
Responsable editorial: Eugenio Tuya Feijoó

© EDICIONES ANAYA MULTIMEDIA (GRUPO ANAYA) 2020
Juan Ignacio Luca de Tena, 15, 28027, Madrid
Depósito legal: M-9181-2020

PAPEL DE FIBRA
CERTIFICADO

ISBN: 978-84-415-4284-6
Impreso en España

Al Dr. Alberto Tejedor, gran médico y mejor amigo
«In memoriam».
A todos los sanitarios fallecidos por la COVID-19.
A nuestros mayores y su dolor,
lo más terrible de esta pandemia.
A los investigadores y personal sanitario
de este país solidario y valiente.
Al Dr. Fernando Arenzana-Seisdedos, co-director
científico del Instituto Pasteur de Shanghai, por las largas y
fructíferas discusiones sobre la pandemia.
A Cruz, mi compañera, también juntos en la enfermedad.

—José Alcamí.

A Alejandro, Charbel, Miguel, Álvaro, Elena, María y
todos los sanitarios de la Urgencias del Hospital La Paz en Madrid.
A Jose, Robert, Jaime y Verónica, los chic@s COVID-19
de mi laboratorio en el Instituto de Investigación Sanitaria
del Hospital La Paz, IdiPAZ.
A Ismael, Paloma, Ana y Bárbara por alegrar
mis días de confinamiento.

—Eduardo López-Collazo.

Agradecimientos

A mis compañeros del grupo de Análisis Científico sobre Coronavirus del Instituto de Salud Carlos III, por el conocimiento compartido durante estos meses. A Fran Díez, por su ayuda en el diseño de algunas figuras. Al Dr. Luis Guerra, por sus excelentes informes sobre el abordaje de la pandemia en los distintos países. A todos mis compañeros de la Unidad de Inmunopatología del SIDA del Instituto de Salud Carlos III y de la Unidad VIH del Hospital Clinic de Barcelona, por estar ahí, siempre.

—José Alcamí.

Gracias a todos los investigadores de China e Italia que compartieron sus datos en plataformas abiertas. Extensivo a los científicos de todo el mundo que, por una temporada, olvidaron las exigencias del factor de impacto y publicaron los resultados en repositorios de acceso libre. Agradezco especialmente al Dr. Alejandro Martín-Quirós, por bombardearme con cada artículo interesante que leía sobre la COVID-19 y reclutar al mejor equipo de Urgencias para recabar datos sobre la enfermedad y los pacientes.

Gracias, también, al fantástico equipo que ha trabajado contra reloj para que el libro saliera con la mejor calidad posible: Claudia, Lidia, Celia, el otro Eduardo y Eugenio, por supuesto.

—Eduardo López-Collazo.

Sobre los autores

José Alcamí Pertejo

Pepe Alcamí es especialista en Medicina Interna y Doctor en Microbiología. Actualmente es profesor de Investigación en el Instituto de Salud Carlos III, donde coordina la Unidad de Inmunopatología del SIDA. Autor de 180 publicaciones científicas y 100 capítulos de libros, es un experto reconocido en el estudio de la interacción entre infecciones virales y el sistema inmune. Forma parte de numerosos comités asesores en el campo de la investigación en enfermedades infecciosas, tanto españoles como europeos. Poeta y escritor, pertenece al grupo de Poetas Conversos. Ha analizado la evolución de la pandemia desde su blog pepealcamicoronavirus.blogspot.com.

Eduardo López-Collazo

Físico nuclear e inmunólogo, es un científico que investiga activamente en el campo de las infecciones y el cáncer, donde ha hecho importantes aportaciones al conocimiento de estas enfermedades. Su libro anterior *¿Qué es el cáncer?* fue catalogado por la crítica «como un libro de temática terrible que es un placer leer». De origen cubano, dirige actualmente el Instituto de Investigaciones Sanitarias del Hospital Universitario La Paz, en Madrid. Gran divulgador, comparte su opinión a través del blog personal «Viernes», la columna permanente «Doble Hélice» en *Redacción Médica* y los artículos de reseña cultural que publica en la revista inglesa *Bachtrack*. En 2018 ganó el Premio Reflexiones que entrega Sanitaria 2000.

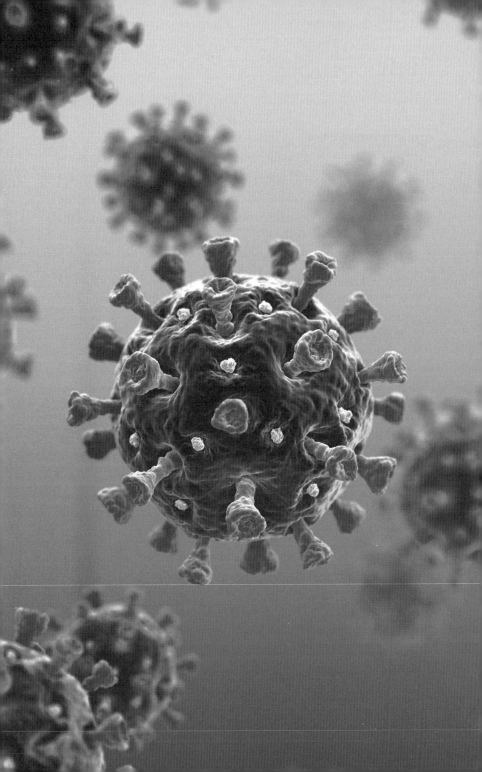

Índice

Prólogo

Escribir ciencia es difícil. Divulgar la ciencia con rigor es, si cabe, más difícil todavía. Divulgar la ciencia con rigor y, además, hacerla entretenida y hasta absorbente es lo más difícil. Algunos escritores excepcionales lo logran y sus libros son devorados por todo tipo de lectores. No temo a equivocarme ni engaño al lector si aseguro que el libro que está a punto de leer pertenece a ese grupo.

El mundo está atravesando una crisis sanitaria, social y económica de enormes proporciones, como consecuencia de una pandemia causada por un nuevo virus. El impacto ha sido de tal magnitud que durante semanas los noticiarios solo han hablado de diferentes aspectos de la pandemia. Las conversaciones en la familia y entre amigos también han sido monopolizadas por el virus, la enfermedad que causa y sus consecuencias. De repente, todos nos hemos convertido un poco en científicos y nos hemos familiarizado con nuevos términos y nuevos conceptos. Todos hemos querido leer y aprender sobre lo que estaba causando cambios que, para algunos, van a ser irreversibles y van a configurar una nueva sociedad. Esa ansia se ha traducido en el éxito de los millones de referencias pseudocientíficas, o sencillamente anticientíficas, difundidas en las redes sociales durante la pandemia.

Ojalá este libro hubiera estado disponible en momentos clave de los tiempos que hemos atravesado. No solo porque nos habría ayudado a disfrutar de lectura interesante en los momentos del duro confinamiento, sino porque nos habría ayudado a entender conceptos básicos del nuevo virus y la nueva enfermedad, y podríamos haber juzgado de manera más adecuada los acontecimientos.

De modo asombroso, los autores nos llevan por un viaje que parte de las epidemias que marcaron la historia y acaba en la que estamos viviendo, para familiarizarnos con aspectos complejos de la virología, la inmunología, la farmacología y la salud pública. Y lo hacen con tal sencillez, con tal capacidad docente, que sentimos que absorbemos el conocimiento y aprendemos como si nosotros mismos lo hubiéramos escrito.

El carácter científico de la obra y la transmisión de conocimiento que consigue ya justificarían la lectura de este texto. Pero si, además, se añade su capacidad de entretenimiento, su efecto es el mismo que el de una buena novela de suspense. Te engancha, quieres leer un párrafo más, una página más, un capítulo más. A este propósito contribuye también la deliciosa historia de Lienz y Alejandro que, intercalada en los capítulos del libro, se constituye en una novela paralela que reclama ser devorada.

Los doctores Alcamí y López-Collazo son dos consolidados investigadores en el área de las enfermedades infecciosas. Son autores de artículos prestigiosos que han supuesto avances significativos en el terreno que exploran. Es una faceta bien conocida de ellos. Lo que no es tan conocido es lo que muestran en este libro. Ese rigor científico al que nos tienen acostumbrados, pero añadiendo esta vez la capacidad de explicar lo difícil de modo fácil y hacerlo entretenido. No nos queda sino reconocer ese mérito al alcance de pocos y agradecer que nos ofrezcan su obra.

Me lamentaba de que no tuvimos este libro en los momentos más críticos que hemos sufrido. Pero está ahora disponible para adquirir los mismos conocimientos, juzgar lo que hemos vivido y entender mejor lo que está por venir. Solo teniendo claras las ideas que aquí se expresan, podremos contribuir en la dura tarea de terminar con esta pandemia y contener la siguiente. Se trata de una lectura obligada, apta para todos los públicos.

—Santiago Moreno Guillén
Jefe de Servicio de Enfermedades Infecciosas
del Hospital Ramón y Cajal

1

LAS EPIDEMIAS, UNA AMENAZA CONSTANTE

«Escuchando los gritos de alegría que llegaban de la ciudad, Rieux recordaba que esa alegría está siempre amenazada. Pues sabía lo que esta multitud alegre ignoraba y que se puede leer en los libros: que el bacilo de la peste no muere ni desaparece jamás, que puede permanecer durante decenas de años durmiendo en los muebles y la ropa, que espera pacientemente en las habitaciones, las bodegas, los baúles, los pañuelos y los papeles, y que quizá llegará un día en que, para desgracia y enseñanza de los hombres, la peste despertará a sus ratas y las enviará a morir en una ciudad feliz».

—ALBERT CAMUS, *LA PESTE*.

La pandemia del nuevo coronavirus nos ha pillado por sorpresa, pero es simplemente una batalla más en la larga guerra entre hombres y microbios. Tenemos una falsa percepción de que las enfermedades infecciosas no son ya un problema, y nada más alejado de la realidad. Hace cincuenta años el milagro de los antibióticos hacía decir a algunos que las infecciones eran «arqueología» de la medicina. El SIDA nos despertó de esa ilusión, pero tras el éxito del tratamiento contra el VIH, nuevamente caímos en el pensamiento mágico de que estamos protegidos de las infecciones gracias a la medicina. De hecho, en la última década la investigación en enfermedades infecciosas no ha sido tan prioritaria para la medicina como el cáncer, el Alzheimer o las enfermedades cardiovasculares. Olvidamos que los microbios, especialmente los virus, son nuestros grandes enemigos, capaces de amenazar la supervivencia de la especie y nuestra forma de vida. A lo largo de la historia, las epidemias han devastado periódicamente la humanidad, alterado los equilibrios geopolíticos, cambiado sistemas económicos y, en ocasiones, amenazado con la extinción de pueblos enteros.

LOS MICROBIOS COMO PRESIÓN SELECTIVA Y AMENAZA: LA EVOLUCIÓN BIÓTICA

Cuando hablamos de evolución y de grandes catástrofes, pensamos en acontecimientos cósmicos, meteoritos, cambios climáticos y atmosféricos que han provocado la extinción no solo de los dinosaurios sino de millares de especies en la historia de la vida sobre la tierra. Pero hay otra evolución dirigida por los microbios, bacterias, virus y parásitos pertenecientes al «mundo de lo invisible», que también han generado extinciones masivas. Son fuerzas evolutivas denominadas «bióticas» y los microbios son los grandes actores de esa evolución. Sobrevivir a esas «infecciones» de gérmenes en continuo cambio es el gran desafío para todas las especies y sus sistemas de defensa. Una guerra invisible, un juego de estrategia que nunca se ha detenido.

Los microbios han sido las grandes amenazas y a la vez los grandes directores de orquesta de la evolución humana. La defensa de las especies, incluida la nuestra, es la diversidad entre los individuos que las constituyen y la capacidad para generar distintas «estrategias» defensivas, lo que llamamos respuesta inmune, nuestros antidisturbios. Aunque te parezca una afirmación extraña, cuanto más diferentes seamos como individuos, más posibilidades tenemos de sobrevivir a las epidemias. Porque frente a una infección los miembros de una especie respondemos con mayor o menor eficacia según la fortaleza de nuestras defensas, el sistema inmunológico, y siempre habrá un porcentaje de individuos dentro de la especie que sobreviva o, para ser optimistas, sobrevivamos. Cualquier infección, grave genera un «cuello de botella» evolutivo por el que solo los sujetos más resistentes, los que tengan determinadas características, sobrevivirán. Se produce así una selección de los más aptos —darwinismo puro— en la lucha entre microbios y sistema inmunológico (figura 1.1).

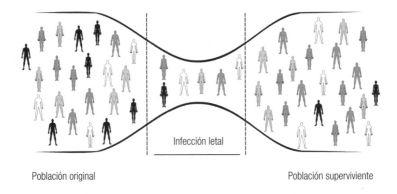

Población original   Población superviviente

Figura 1.1. Cuello de botella provocado por una epidemia que modifica la composición de la población mediante la selección de los individuos inmunológicamente resistentes.

Esta batalla silenciosa se produce desde el origen de la humanidad. Un buen ejemplo es la malaria, una de las mayores causas de muerte en la historia. Dado su carácter endémico en África subsahariana, las poblaciones de estas regiones han sufrido una selección genética dirigida por el parásito causante de esa enfermedad, el *Plasmodium*. Curiosamente, una mutación genética en el gen de la hemoglobina (Hb) genera una variante (HbS) que provoca una enfermedad de los glóbulos rojos de la sangre, la anemia falciforme, pero que a la vez protege de la infección por *Plasmodium* y hace a la persona resistente frente a la malaria. Por eso, en regiones africanas con alta incidencia de malaria hay un porcentaje de individuos con anemia falciforme y la variante HbS. También ocurre esta presión selectiva en otra zona endémica de malaria, el sudeste asiático. Allí, una mutación que genera la variante de hemoglobina HbE se asocia a la resistencia a la infección. Debido a que resisten mejor al parásito, esas «hemoglobinas mutantes» son más abundantes en las zonas afectadas por malaria. El cuello de botella del parásito ha generado la selección genética en esa población. A pesar de esta «resistencia» en algunos individuos, la malaria, con 400 000 muertes al año, sigue siendo una causa de mortalidad importante en el mundo.

Por el contrario, en las regiones donde no hay malaria endémica no se han generado en sus habitantes esas mutaciones que confieren resistencia al parásito. Recordemos que las variantes genéticas resultantes son menos eficaces que la hemoglobina normal en su función natural, el transporte de oxígeno. Al no sufrir esa selección por no estar en contacto con el parásito causante de la malaria, la población de la cuenca mediterránea sufrió enormemente la epidemia a partir del siglo I d. C. cuando el comercio, las migraciones, invasiones y la introducción de nuevos cultivos propagaron la enfermedad por la antigua Grecia y el imperio romano. A su vez, cuando individuos de poblaciones no expuestas a *Plasmodium* viajamos a regiones endémicas somos altamente susceptibles, porque nuestras defensas no están preparadas para afrontar la infección. Se calcula que durante la Segunda Guerra Mundial 500 000 soldados americanos enfermaron de malaria en las campañas del Pacífico Sur, lo que dificultó y puso en riesgo la acción militar.

¿POR QUÉ SE PRODUCEN LAS GRANDES EPIDEMIAS?

Siempre hay una serie de elementos comunes en las grandes epidemias. Especialmente en las causadas por virus, que son la mayoría y las más peligrosas. El primer elemento es la aparición de una mutación en el virus que le permite infectar una nueva especie en un proceso que se puede definir como un salto biológico. A estas enfermedades producidas por un microbio que viene de otra especie y que «salta» al hombre las denominamos «zoonosis». El segundo elemento corresponde a los movimientos de población y mercancías que expanden la enfermedad, y provocan primero una epidemia y, si se extiende por todo el mundo, una pandemia como la que sufrimos. Pero hay un tercer elemento en casi todas las grandes epidemias: decisiones humanas erróneas que resultan catastróficas y disparan el número de casos. Los llamamos «mecanismos de ignición epidémica» porque es como prender la mecha de una bomba o quitarle el seguro a una granada. A esta lista deberíamos añadir otros dos elementos: los cambios en el medioambiente/ecosistema y el fallo en la detección y control de la epidemia en sus inicios. Todos estos factores han contribuido a la pandemia originada por el nuevo coronavirus y es importante abordarlos con un poco más de detalle.

MUTACIONES VIRALES Y LA INFECCIÓN DE NUEVAS ESPECIES

A lo largo de la evolución, los virus se han adaptado a infectar distintas especies, a veces una en exclusiva, a veces especies diferentes. Así, el virus de la peste porcina infecta cerdos y nunca a los humanos, mientras que otros, como los poxvirus o los herpes, se diversificaron para adaptarse a infectar distintas especies: vacas, camellos, monos y humanos. Con ello te estamos diciendo que cada virus tiene sus hospedadores «naturales» en los cuales se han establecido a lo largo de miles de años de evolución.

El problema surge cuando un virus «salta» de especie. El salto entre especies requiere un contacto estrecho entre ellas. Para conseguirlo, el virus necesita cambiar su «tropismo», es decir, conseguir la capacidad para infectar células humanas y no solo las del animal de origen. Este es el elemento más importante para que un salto tenga éxito, algo que el coronavirus ha conseguido al menos en siete ocasiones. Este fenómeno hace que una nueva enfermedad «emerja» en una especie en donde era desconocida hasta el momento. Por eso, a estas nuevas epidemias las denominamos también «enfermedades emergentes».

El salto entre especies o *interespecies* (aunque la palabra aún no ha sido aceptada por la RAE), es un proceso tan complejo como colonizar un planeta diferente. El virus tiene que aterrizar en este, adaptarse a otra atmósfera, vivir en un entorno hostil. Muchos saltos *interespecie* fracasan debido a las diferentes condiciones de la especie origen y la receptora. Cuando el salto tiene éxito, se producen distintos escenarios. El virus puede originar una enfermedad muy agresiva en el nuevo hospedador, que carece de una defensa adecuada para hacerle frente. Paradójicamente, si la letalidad es máxima, ello resulta beneficioso para la especie «asaltada», pues, si los primeros individuos «colonizados» mueren rápidamente, se limita la transmisión del virus. Sería el caso de virus muy agresivos y con altas tasas de mortalidad como el Ébola. En el segundo escenario, el salto *interespecie* no produce enfermedad y el sujeto infectado acaba eliminando el virus sin transmitirlo. Esta situación probablemente es más frecuente de lo que sabemos. Un dato nos da ciertas pistas para creerlo: el 3 % de poblaciones rurales del sudeste asiático tienen anticuerpos contra coronavirus del murciélago. Estas personas entran en contacto con estos animales, se los comen y, sin embargo, no presentan síntomas de enfermedad. Ello se debe a que eliminan todos esos virus poco agresivos con los que les infectan. Han generado defensas contra ellos. El tercer y peor escenario ocurre cuando el salto no produce una enfermedad grave a corto plazo ni el virus es eliminado. En este caso, el virus puede infectar al nuevo hospedador durante meses, incluso años, con tiempo suficiente para adaptarse progresivamente al nuevo entorno. En esta fase, pocos individuos están infectados, pero el proceso de adaptación del virus hace que en un momento dado se produzca con facilidad el salto a otros humanos. A este segundo proceso lo llamamos salto *intraespecie*. A veces la distancia genética entre el animal portador y el hombre es tan grande que el virus necesita parasitar de manera transitoria una especie intermedia. Como veremos en el caso de los coronavirus, cuando un virus de una especie alejada como el murciélago —uno de los grandes reservorios de virus peligrosos— salta al hombre suele tener que infectar primero otra especie más parecida a nosotros, que facilite la transmisión al humano. La persistencia del virus durante semanas o meses en ese animal intermedio infectado generará variantes que se transmitirán con mayor eficacia al hombre, como probablemente ha ocurrido con el nuevo coronavirus, que ha puesto en pie de guerra a toda la humanidad.

Una pregunta frecuente es si existe un «paciente cero». En algunas epidemias sí existe un paciente cero. Por ejemplo, en el SIDA o muy probablemente en las epidemias de SARS y COVID-19. Esto ilustra lo difícil que es para un virus saltar de especie, cuando lo consigue es algo excepcional y que se produce en muy pocos sujetos o incluso en uno solo, el famoso paciente cero. Pero sería más apropiado hablar del «virus cero», es decir, la variante que consigue colonizar el nuevo planeta. No sabemos si el salto del virus cero se produjo a un solo paciente o a media docena, en el fondo no es muy importante. Lo realmente importante es identificar ese «virus cero», conocer las mutaciones que le han permitido adaptarse e infectar nuestras células ¿Cómo sabemos que existe un virus cero? Porque el estudio genético de todas las variantes existentes, por ejemplo del VIH, confluyen en un único «padre» o secuencia genética, y esto demuestra que existió un «virus cero» que saltó a nuestra especie.

Como hemos explicado, el salto *interespecie* requiere el contacto estrecho entre la especie origen y destino. La probabilidad de éxito aumenta cuando muchos individuos de ambas especies interactúan. Algo así pudo suceder en el mercado de Wuhan, donde quizás el «virus cero» saltó a varios humanos. Pero el posterior y necesario salto *intraespecie* es favorecido por otros factores. Una vez que se ha producido la infección de un número significativo de individuos de la misma especie, la expansión de la infección hasta adquirir carácter de pandemia depende de factores como la movilidad humana o la llegada de los sujetos infectados a grandes núcleos de población. No es lo mismo que un salto *intraespecie* se produzca en un área rural aislada que en un territorio con fronteras permeables. Por no hablar del mundo globalizado en el que vivimos, donde un portador entra en contacto con docenas de personas y tiene la capacidad de trasladarse de un extremo al otro del planeta en doce horas.

Un buen ejemplo es el Ébola. Desde 1976 hasta la fecha han ocurrido 23 brotes de Ébola, y todos, excepto dos, han sido autolimitados. La mayoría se dieron en zonas rurales o pequeños núcleos urbanos. Esto, unido a la rápida mortalidad y a que el contagio debe darse por sangre o fluidos, impidió su extensión. Las dos excepciones fueron: la epidemia de 2013, que afectó a 28 616 personas de Liberia, Sierra Leona y Guinea, debido al flujo de población entre estos países. El traslado de sujetos infectados generó, además, casos importados a Estados Unidos y Europa, incluida España. La segunda excepción es la epidemia que en el momento en que escribimos este libro (primavera de 2020) ocurre en la República Democrática del Congo, donde la guerra civil hace imposible la detección y aislamiento de casos y, por ende, el control de la enfermedad.

El virus del SIDA es un ejemplo perfecto para comprender todos estos procesos (figura 1.2). El hospedador natural del VIH durante cientos de miles de años fue el chimpancé. Cuando el virus de la inmunodeficiencia del chimpancé infecta a un hombre, no es un problema; el problema surge cuando ese virus se adapta y el individuo infectado es capaz de infectar otros humanos. Es entonces que nace una epidemia, la epidemia del SIDA. El salto *interespecie* del VIH se produjo en torno a 1920 en la región de Camerún, desde donde el paciente cero migra a Leopoldville, la antigua Kinhasa. Pero no es hasta 1950 que la epidemia se extiende por África. Esto ocurre cuando Kinhasa incrementa su población y se transforma en el principal puerto comercial de la cuenca del río Congo y el mayor nudo ferroviario de África. La acumulación humana en condiciones de semiesclavitud y miseria expanden la infección, primero en la ciudad y luego mediante el transporte ferroviario y fluvial, al resto de Africa[1]. En 1960, coincidiendo con el proceso de descolonización, un ingeniero haitiano que vuelve a su país propaga la infección en el Caribe y de allí a Estados Unidos. Otros europeos retornados llevan el VIH a Europa. Durante cinco décadas es una epidemia «a bajo nivel» en África; durante dos décadas es una epidemia oculta en occidente hasta que en 1981 explota en todo el mundo y nace la mayor pandemia del siglo XX.

---

1. Si quieres saber más sobre la historia del VIH te invitamos a leer un libro parecido a este: *¿Qué es el VIH? Historia, presente y futuro de una pandemia*, López-Collazo, Eduardo, editorial Anaya Multimedia, Madrid, 2020.

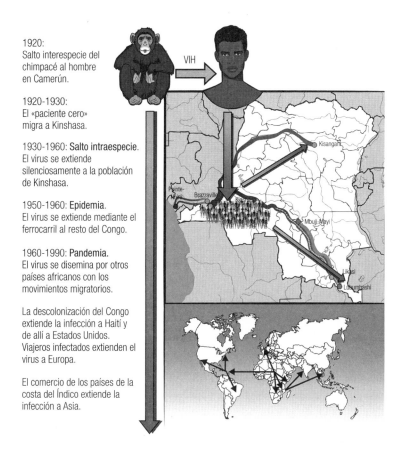

1920:
Salto interespecie del chimpacé al hombre en Camerún.

1920-1930:
El «paciente cero» migra a Kinshasa.

1930-1960: **Salto intraespecie.**
El virus se extiende silenciosamente a la población de Kinshasa.

1950-1960: **Epidemia.**
El virus se extiende mediante el ferrocarril al resto del Congo.

1960-1990: **Pandemia.**
El virus se disemina por otros países africanos con los movimientos migratorios.

La descolonización del Congo extiende la infección a Haití y de allí a Estados Unidos. Viajeros infectados extienden el virus a Europa.

El comercio de los países de la costa del Índico extiende la infección a Asia.

Figura 1.2. El caso del VIH, desde el chimpancé hasta la pandemia de SIDA. El salto del virus del chimpancé (VIS) al hombre (VIH) del HIV-1 M que causa el 99 % de los casos de SIDA, se produjo una única vez en la frontera entre Congo y Camerún. El paciente cero infectado por el virus cero migró a Leopoldville, capital del antiguo Congo Belga. Durante 30 años el virus se propagó en esta ciudad, que se transformó en una gran urbe con el mayor nudo ferroviario de África. En la década de 1950 se extiende a otras regiones del Congo por los viajes en ferrocarril y posteriormente a todo el África subsahariana. A partir de 1960 se extiende por América y Europa sin ser detectada hasta 1981, cuando la bomba de relojería explota en todo el mundo y nace la mayor pandemia del siglo XX.

El terror de los epidemiólogos suele tener nombre de ciudad. Lagos es una de ellos. En esta ciudad, capital de Nigeria, confluyen todos los parámetros para que una epidemia sea devastadora. Te los enumeramos: una población de 20 millones de habitantes que recibe diariamente miles de personas de áreas rurales, uno de los mayores puertos de África, con un tráfico aéreo creciente y una deficiente estructura sanitaria. Muchas ciudades en el mundo pueden ser pasto de una epidemia, como lo estamos viviendo con la COVID-19: Londres, Teherán, Nueva York, Madrid y muchas otras, pero el impacto es demoledor en una megalópolis con bolsas de miseria y ausencia de sistemas de salud. Además, se convierte en un foco de infección global.

Por último, para explicar la dinámica de las epidemias, existen los denominados mecanismos de ignición epidémica. Este término alude a los acontecimientos puntuales o intervenciones humanas que originan una expansión irreversible de una epidemia. El hombre prende la mecha de una bomba que explotará sin remedio, semanas, meses o muchos años después, cuando ya es demasiado tarde para controlar el desastre. Te lo ilustramos con un ejemplo clásico: la infección por el virus de la hepatitis C en Egipto. Algo que ha afectado al 10 % de su población. Hablamos de alrededor de 10 millones de personas. ¿Cómo ocurrió? Por una intervención humana. En los años 50 del siglo pasado se trató masivamente una enfermedad parasitaria conocida como *Esquistosomiasis* usando un medicamento inyectable. Desafortunadamente, las agujas no se esterilizaban y sirvieron de vectores de transmisión de la hepatitis C durante una década. Las campañas masivas de tratamiento fueron el «mecanismo de ignición» que activó irreversiblemente la epidemia de hepatitis C en Egipto. En el caso de las infecciones por virus respiratorios, estos factores son especialmente críticos debido a su rápida transmisión por el aire. Las grandes concentraciones humanas, los desplazamientos masivos de sujetos a zonas epidémicas y el retraso en la adopción de medidas de control condicionan, inevitablemente, la evolución de la epidemia.

OTROS FACTORES

El cambio climático, en conjunción con la intensa movilidad y la explotación incontrolada de los recursos naturales por el hombre, está modificando la distribución de los ecosistemas y sus especies. Especialmente importantes son las variaciones en la distribución geográfica de los vectores que transmiten enfermedades infecciosas, como los mosquitos y los roedores. El mosquito Anopheles, que transmite el parásito causante de la malaria, se ha extendido a nuevas regiones en el este de África por el incremento de temperaturas y, desde 1979, el mosquito tigre (*Aedes Albopictus*) ha viajado desde los países del sudeste asiático hasta Europa, África y América, también a España. Este mosquito, al ser un vector de transmisión de virus patógenos como el dengue, la fiebre amarilla, chikunguña o fiebre del Nilo occidental, puede propagar estas enfermedades si un viajero infectado llegase a estas regiones y fuera picado por el mosquito, el cual se transformaría en un vector de transmisión del virus a nivel local. Se han registrado casos de chikunguña en Italia y de fiebre del Nilo occidental en Grecia, debido a la picadura del mosquito, ya convertido en autóctono en esos países. La globalización, los viajes, el intercambio de mercancías, lejos de protegernos de las epidemias, aumentan el riesgo y velocidad de difusión de estas. Por eso son imprescindibles los mecanismos de control de epidemias, los médicos centinelas y la acción coordinada por grandes instituciones como la Organización Mundial de la Salud (OMS).

Cada país a nivel local tiene mecanismos sanitarios de detección y control, dispositivos que deben mantener un entrenamiento constante frente a amenazas infrecuentes y desconocidas. Se necesitan epidemiólogos con experiencia de campo y profesionales de múltiples disciplinas, auténticos detectives a la búsqueda de microbios que examinen los datos, descubran indicios de una nueva epidemia y alerten sobre las potenciales situaciones de riesgo. También es imprescindible que los gestores y políticos presten atención a las recomendaciones y alertas que se emitan, algo no evidente, porque como veremos, en muchos casos salud y economía son conceptos antagónicos.

UNA HISTORIA DE LA HUMANIDAD A TRAVÉS DE SUS EPIDEMIAS

Estudiamos la historia a través del florecimiento y caída de las grandes civilizaciones e imperios, las ideologías y el arte. Sin embargo, podríamos trazar un recorrido por la historia de la humanidad a través de las grandes epidemias y de su impacto en la mortalidad de las poblaciones, y de los cambios socioeconómicos y artísticos que provocaron. A lo largo de la historia, la humanidad ha sufrido epidemias devastadoras y en todas ellas hay una serie de elementos comunes: la mutación de un microbio que origina una variante especialmente agresiva, la diseminación de la infección por el hombre mediante el comercio, las invasiones y las migraciones, y la existencia de grandes núcleos urbanos de población. Teniendo en cuenta estos elementos, algunos periodos históricos han sido especialmente castigados por las epidemias.

EL NEOLÍTICO

Unos de los momentos históricos más castigados fue la denominada Revolución Neolítica. En este periodo se producen grandes cambios en la forma de vida de los hombres. Nuestra especie deja de ser «cazadora-recolectora» para pasar a domesticar otras especies animales y cultivar vegetales. Nacen la agricultura y la ganadería. La vida de los humanos se transforma. Nuestros antepasados se vuelven sedentarios, no necesitan migrar continuamente y aparecen las aldeas, seguidas de las primeras ciudades. Sus pautas de alimentación cambian y esto les permite almacenar el grano y la carne, pero también están sujetos a las hambrunas si las cosechas se malogran. La natalidad aumenta, se produce la especialización de los oficios, agricultores, ganaderos y guerreros que defienden el territorio. Aparece el comercio de los excedentes, primero mediante el trueque, luego con la moneda. Se crea el alfabeto numérico para llevar las cuentas y se trazan los límites de los territorios. La guerra emerge como una nueva lucha por la riqueza y los espacios cultivados. El Neolítico es la primera gran revolución humana porque es global, cambia la forma de vida de nuestra especie, el modo de relacionarse entre sus miembros y con la naturaleza. Entonces, las epidemias explosionan porque se dan todas las condiciones. Existe una convivencia estrecha entre las especies domesticadas y el hombre. Los virus tienen la «oportunidad» de saltar entre las especies que cohabitan. Aparecen los ahora conocidos virus del sarampión, la varicela, la polio y la viruela que proceden de distintas especies animales domesticadas. La concentración progresiva del hombre en ciudades facilita la expansión de los nuevos microbios y el comercio disemina las infecciones por Asia y Europa, de momento.

Uno de los microbios más temibles ha sido *Yersinia Pestis*, la bacteria causante de la peste bubónica, también conocida por otros nombres como peste negra y peste neumónica. Este patógeno ha generado tres grandes pandemias: la plaga de Justiniano en los siglos VI-VIII d. C. en el Imperio romano de Oriente, la Peste Negra que asoló Europa en el siglo XIV con brotes hasta el siglo XVIII y la peste pandémica que afectó en el siglo XIX a China y el sudeste asiático. Aunque existe controversia sobre la mortalidad de la Peste de Justiniano y su impacto en la caída del Imperio romano de Oriente, no hay dudas de que la segunda oleada de infección por *Yersinia Pestis* en el siglo XIV representa una de las mayores catástrofes sanitarias de la historia de la humanidad. Todo parece indicar que mató entre un tercio y la mitad de la población europea del momento. La peste llegó a los puertos italianos a través de los barcos que comerciaban con el Extremo Oriente en la Edad Media. Además de mercancías, transportaban ratas que también desembarcaron, ratas portadoras de pulgas infectadas que mediante sus picaduras transmitieron una bacteria mutante y letal. Así *Yersinia Pestis* llegó al viejo continente dispuesta a devastarlo y se transformó en uno de los mayores asesinos de la historia humana. La Peste cambió la estructura social y económica y contribuyó indirectamente al auge de las ciudades y al derrumbe del sistema medieval.

LA ÉPOCA DE LOS CONQUISTADORES

Otro periodo de expansión epidémica se produjo durante la colonización americana. Los primeros pobladores del continente migraron desde Asia antes de la revolución neolítica, por lo que nunca entraron en contacto con las especies animales del Medio Oriente, Egipto y Asia, ni con los virus que saltaron al hombre o con determinadas especies bacterianas. El sarampión, la viruela, la fiebre tifoidea, transportados por los colonizadores, arrasaron las tribus americanas que no tenían defensas frente a estos gérmenes. El 90 % de la población arawak de las Antillas y regiones caribeñas sucumbió a estas epidemias. La fiebre «cocolitzli», probablemente provocada por una enterobacteria, la *Salmonella Enteritidis*, mató a doce millones de personas, aniquiló la mitad de la población azteca. La viruela mató a dos millones y medio de aztecas, y se extendió por la actual Guatemala hasta llegar al imperio Inca en Perú, donde diezmó la población. Sin duda, estas epidemias contribuyeron a la caída de estos dos imperios y sus conquistas por los españoles. Una vez más, los grandes movimientos migratorios y la introducción de nuevos gérmenes en territorios inmunológicamente vírgenes provocaron epidemias devastadoras. Dos siglos más tarde, con el ánimo de reparar el daño causado por la viruela, Carlos IV financió la Real Expedición Filantrópica de la Vacuna que, liderada por los médicos Javier Balmis y José Salvany, llevaron la vacuna de la viruela al nuevo mundo en la primera gran misión humanitaria de la historia.

PRINCIPIOS DEL SIGLO XX

Más recientemente, la pandemia de gripe del año 1918, que abordaremos detalladamente en el próximo capítulo, se estima que mató a más de cincuenta millones de personas. La mutación del virus, el agrupamiento de tropas en los hospitales al final de la guerra y el regreso de los soldados a sus países de origen diseminó el virus por todo el mundo. Entonces no había antibióticos para tratar las infecciones secundarias, la esperanza de vida era de 40 años y la malnutrición era una constante para la mayoría de la humanidad. Una situación completamente distinta de la de los países desarrollados en el siglo XXI. La sociedad de hoy cuenta con una medicina moderna y un avance tecnológico sin precedentes. Estamos a las puertas de lo que pomposamente hemos denominado «la revolución de Internet y el 5G». Pero, ¿ese progreso nos pone al abrigo de epidemias tan terribles como la Peste Negra o la Gripe Española? La pandemia de COVID-19 nos ha llevado del sueño a la pesadilla, a pesar de haber recibido múltiples avisos.

NUESTROS DÍAS

En los últimos cincuenta años se han identificado más de treinta epidemias, que denominamos enfermedades emergentes: algunas más célebres que otras, como el SIDA, la hepatitis C, las enfermedades producidas por priones, el Ébola, el Zika o la gripe porcina H1N1. Pero han existido brotes de muchas otras enfermedades que se autolimitaron, como la fiebre de Lasa, los brotes de Hantavirus, la Encefalitis Japonesa, los brotes de chikunguña, el SARS, MERS, el virus Nipa y la fiebre del Nilo occidental. Como veremos en el siguiente capítulo, los virus respiratorios nos han dado repetidas señales de alarma, pero no hemos sabido verlas.

Para defendernos, hemos de conocer el virus y sus estrategias y contemplar las epidemias en un escenario dinámico y multifactorial (figura 1.3). El acontecimiento primario es la mutación en un microbio que le hace potencialmente más dañino. Pero esa amenaza biológica potencial tiene un largo recorrido por delante. Debe saltar al nuevo hospedador, lo que requiere un contacto estrecho con el hombre. La invasión y destrucción de los ecosistemas naturales, mercados insalubres, granjas mixtas de aves y mamíferos, y el tráfico con animales salvajes, constituyen esos territorios frontera en que virus y hombres conviven peligrosamente. Un día, un «virus cero», realiza el salto *interespecie* al primer «paciente cero», y empezará su carrera definitiva. Ese virus original adquirirá nuevos cambios que le permitirán infectar eficaz, y a ser posible silenciosamente, a muchos otros individuos. Si alcanza una gran ciudad, su diseminación será imparable. Viajará en aviones, trenes, barcos, en primera clase o a bordo de pateras. La pobreza, las guerras, los desplazamientos de refugiados, pero también las migraciones, el turismo y el comercio lo extenderán por todo el mundo. Como describe Albert Camus en *La peste*, escondidos en otros animales, todos esos virus esperan su momento para recordarnos lo que repetidamente olvidamos. Que somos una especie frágil, amenazada desde nuestro origen por enemigos microscópicos que pueden matarnos y destruir nuestra forma de vida.

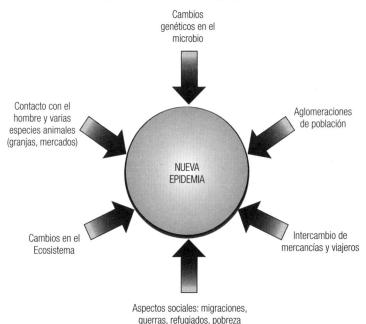

ESCENARIO DINÁMICO DE LAS NUEVAS EPIDEMIAS

Cambios genéticos en el microbio

Contacto con el hombre y varias especies animales (granjas, mercados)

Aglomeraciones de población

NUEVA EPIDEMIA

Cambios en el Ecosistema

Intercambio de mercancías y viajeros

Aspectos sociales: migraciones, guerras, refugiados, pobreza

Figura 1.3. El carácter multifactorial de las epidemias.

Su nombre es Lienz Chang, pero no es asiático. Lienz nació en medio de una de las eternas crisis que ha tenido un pequeño país caribeño, conocido como la Isla Metafórica e identificada en los atlas geográficos por el nombre de Cuba. Dicen que sus bisabuelos llegaron al Caribe desde China huyendo del comunismo y allí se encontraron con otra versión de lo mismo. Su madre quiso ser bailarina, pero solo logró llamar a su único hijo como aquel bailarín que seguía, con el fervor de una adolescente enamorada del personaje y su arte. Lienz tampoco pudo ser bailarín. De su madre heredó la inflexibilidad física, la rigidez de una estructura contraria a cualquier movimiento extremo e incapaz de levitar. Él lo asumió sin grandes aspavientos, dedicó sus días a perfeccionar otra técnica: la escritura. Estudió periodismo y asistió a cuanto curso de filología pudo en sus años universitarios. Luego vino el desastre o, mirado con perspectiva, aquel desastre que le hizo comprender la falta de futuro en la Isla. Migró, al amparo de una beca, a Madrid y se estableció en la capital española.

Alejandro se llama así, no es un pseudónimo. Tampoco hay dudas de su procedencia, él es del sur, de Cádiz o «Cai Cai» como siempre dice. Su vida fue diferente a la de Lienz, no hubo crisis ni cataclismo, pero sí una despedida. «Me voy a Madrid», dijo a sus padres. A partir de entonces el hijo único solo regresaba por vacaciones. Estudió Medicina, siempre le gustó aquello de las infecciones. Pero en España no existe esa especialidad. Entonces optó por ser internista, lo más parecido a «Infectología». «¿Cómo quieres estudiar eso si ni siquiera la RAE lo tiene en su diccionario?», le dijeron algunos. Mas no cedió en su empeño.

Lienz las pasó canutas al principio. La beca se acabó y el gremio periodístico no vivía su mejor época. Nunca son buenos los tiempos si lo que se quiere es crear. Intentó hacer un doctorado en la Universidad Complutense, pero encontrar financiación era una labor titánica que requería de un respaldo inexistente para un migrante con pasaporte cubano y cara de asiático… dejemos las correcciones para otro momento, cara de chino mezclado. Pero su madre, sabia entre las sabias, tenía un dicho: «Dios aprieta, pero no ahoga» y ese dios se le apareció en forma de amiga periodista. Una diosa que puso a Lienz en el lugar preciso a la hora indicada para entrar como corrector de estilo en un periódico de tirada nacional. Entonces la vida comenzó a sonreírle. *Cada día pasaba seis horas corrigiendo textos de otros y otras seis escribiendo aquella historia que llevaba años cociendo en su cabeza.*

«Estoy pariendo la gran novela iberoamericana», se decía cada tarde al enfrentarse a la inmensidad de una hoja en blanco.

Al terminar la residencia en el Hospital Universitario La Paz de Madrid, Alejandro se marchó una temporada corta a la Washington University Medical School. «Eso está en Misuri, mamá», fue su respuesta ante la cara de preocupación de su madre el fin de semana en que se lo contaba. En la sección de infecciosos de aquel sitio, en medio de la nada norteamericana, aprendió de los mejores y mejoró ese inglés que nunca ha dejado el sello del sur, de «Cai, Cai». Pero Estados Unidos no sería su país. Demasiado frío, demasiado lejos, demasiadas cosas en contra de una esencia española. Al regreso desechó ubicarse en el servicio de Medicina Interna y escogió la inestabilidad de una Urgencias casi siempre atestada de enfermos variopintos. «¿Qué haces?», le cuestionaron algunos. «En Urgencias no vivirás ninguna experiencia médica interesante», opinaron otros. Se equivocaron.

En la misma época, Lienz daba los toques finales a su novela. Para entonces había contactado con decenas de agentes literarios, editores y escritores establecidos para intentar publicarla. Nada había funcionado, nadie estaba dispuesto a leerse sus letras. Una editora, antes de conocer de qué iba su historia, le preguntó si tenía Instagram y acto seguido sentenció con el móvil en la mano y la vista en la pantalla: «Con trescientos seguidores nadie te leerá. Tienes buen cuerpo. Sube fotos sin camiseta. Cuando pases de los veinte mil followers, *hablamos». El pichón de escritor siguió su consejo. Todos los días subía a las redes una foto insinuando sus músculos. Estratégicamente, la acompañaba con fragmentos de la novela. Los seguidores comenzaron a subir. Algunos se percataron de aquellas raciones poéticas, la mayoría solo se fijaban en la proporcionada anatomía del cubano-asiático que, además, escribía cosas bonitas. Entonces vino el segundo toque de suerte para Lienz. Un mensaje en Instagram, escrito por un editor, hizo que se pasara en vela toda la noche retocando el texto cien veces revisado. A la mañana siguiente se dirigió a una pequeña cafetería situada en el centro de Madrid, por donde los domingos plantan el conocido mercadillo llamado El Rastro. Hasta allí fue acompañado de dos pendrives*

con su novela y sendas copias impresas del texto... que no falle nada.
«Te faltó traerla en disco duro y CD», fue la frase que rompió el hielo
entre Lienz y su editor.

Alejandro no se contentaba con ver pacientes, asistir a las sesiones
clínicas y leer cada semana lo que se publicaba en la Biblia Médica, es
decir, el «New England Journal of Medicine». Para los conocedores,
el «New England». Publicar «un New England», en palabras enten-
dibles: un artículo en esta revista, era el sueño. En realidad, Alejandro
ya estaba dentro de los numerosos autores de un artículo aparecido en
esa revista. Pero él quería más. Entonces conoció a un grupo del
Instituto de Investigación Sanitaria del Hospital La Paz, el IdiPAZ.
Ellos se dedicaban a rebuscar las verdades de una enfermedad inte-
resante: la sepsis. Algo que mata más que varios cánceres juntos y los
infartos de miocardio, pero pocos conocen. Esta patología es una
realidad de nuestro mundo aséptico. Una infección es el pistoletazo de
salida, luego las defensas se pueden volver locas y en el proceso se de-
terioran los órganos del cuerpo, comprometiendo la vida del paciente.
En otras ocasiones, las propias defensas se cansan y dejan de ejercer su
papel. Es el momento en el que cualquier patógeno es capaz de crear un
caos y el paciente fallece. Explicar la sepsis es entenderla y hacerlo
puede implicar curarla. Blanco y en botella, como se dice en España.
Alejandro no se lo pensó dos veces y empezó a colaborar con aquellos
que no atendían a los enfermos, pero creaban las bases de la medicina
del futuro.

2

LAS EPIDEMIAS DE VIRUS RESPIRATORIOS. LA GRAN AMENAZA

«Los cinco (problemas) que más me preocupan son los riesgos de una pandemia global, de una crisis financiera, de una guerra mundial, del cambio climático y de la pobreza extrema... Porque es bastante probable que sucedan: los tres primeros han sucedido antes y los otros dos están sucediendo actualmente; y porque cada uno de ellos tiene el potencial de provocar un sufrimiento masivo, tanto directa como indirectamente, al interrumpir el progreso humano durante muchos años o décadas. Si fallamos aquí, nada funcionará. Son megadestructores que tenemos que evitar siempre que sea posible».

—HANS ROSLING, *FACTFULNESS*.

«Además de las interacciones entre distintas especies de murciélagos, las interacciones murciélago-animal y murciélago-humano, así como la presencia de murciélagos vivos en los mercados húmedos de animales salvajes y restaurantes en China, son importantes para la transmisión interespecie de coronavirus y pueden ocasionar brotes devastadores a nivel global».

—L. WONG.
EPIDEMIOLOGÍA GLOBAL DE CORONAVIRUS DE MURCIÉLAGOS.
EPIDEMIOLOGY OF BAT CORONAVIRUSES.
PUBLICADO EN LA REVISTA *VIRUSES* EN FEBRERO DE 2019.

El matemático y meteorólogo Edward Norton Lorenz se considera uno de los precursores de la teoría del caos. En 1972 impartió una conferencia en el Instituto Tecnológico de Massachusetts titulada «Predictibilidad, ¿El aleteo de una mariposa en Brasil hace aparecer un tornado en Texas?». Este símil se basa en el proverbio chino «el leve aleteo de las alas de una mariposa se puede sentir al otro lado del mundo». Como hemos visto, las epidemias tienen su origen en la mutación de un microbio, en la aparición de una variante diferente capaz de infectarnos y producir una enfermedad. Ese sería el aleteo de la mariposa que sucede en una colonia de murciélagos, en aves salvajes o en cerdos. Pero para llegar al otro extremo del mundo se tienen que dar una serie de acontecimientos en los que la huella del hombre es el elemento indispensable. Una granja en Kansas, un mercado en Wuhan, un hospital en Cantón, el desierto de Arabia, las calles de Hong Kong... y las alas de la mariposa extienden una brisa. Los barcos que transportan soldados hasta las trincheras de la Primera Guerra mundial, el Hotel Métropole de Hong Kong, una comida multitudinaria en la ciudad de Wuhan... y las alas de la mariposa generan la primera tempestad. El retorno de los soldados victoriosos, los vuelos internacionales de bajo coste, las grandes aglomeraciones, la arrogancia de los países, la escasa percepción del riesgo, las reglas de la economía... y el aleteo de una mariposa, o quizás el de un murciélago, provocan la tormenta perfecta.

Para comprender las epidemias por coronavirus es importante conocer las diferencias con el gran virus epidémico, el de la gripe, que sigue siendo una amenaza potencial de enorme gravedad.

EL VIRUS DE LA GRIPE. UN VIRUS QUE BARAJA LAS CARTAS GENÉTICAS

El virus de la influenza A que produce la gripe nos infecta regularmente, sobre todo en invierno, y provoca la gripe estacional. Esta es una enfermedad relativamente benigna y que únicamente ocasiona síntomas graves en grupos de riesgo: personas mayores, pacientes con enfermedades crónicas y embarazadas. En su superficie, este virus tiene dos proteínas denominadas Hemaglutinina (H) y Neuraminidasa (N) que se numeran según sus características. En el momento actual, una de las variantes de gripe que nos infecta es la H3N2. Nuestro sistema inmunológico nos protege del virus de la gripe fabricando misiles dirigidos frente a estas dos proteínas. Debido a que muta, cada año es un poco diferente, introduce cambios genéticos menores, la denominada «deriva genética». Esto no es un problema para nuestras defensas porque neutralizan parcialmente esas variantes que siguen siendo H3N2. Sin embargo, puede volverse una amenaza si de un año a otro experimenta «cambios genéticos mayores». Si, por ejemplo, el virus circulante cambiara de ser H3N2 a H5N1, tendríamos un problema serio, pues para nuestro sistema inmunológico será algo nuevo y no dispondrá de misiles eficaces frente a él. Estos cambios genéticos mayores se producen en un periodo variable que puede ir de 15 a 50 años. Cuando ocurren, generan una nueva pandemia de gripe con mortalidad elevada. ¿Cómo puede el virus de la gripe realizar un cambio genético tan radical? Vamos a intentar explicar este proceso (figura 2.1).

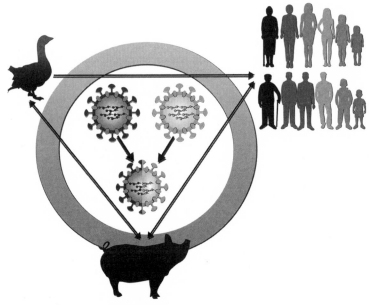

El virus de la gripe de las aves puede infectar directamente al hombre o puede recombinarse con el virus del cerdo y ser transferido al hombre. En ambos casos se produce un cambio genético mayor que puede originar la aparición de una pandemia.

Figura 2.1. Mecanismo de recombinación del virus de la gripe.

El código genético del virus de la gripe, el libro de instrucciones para fabricar nuevos virus, está segmentado, partido en ocho fragmentos. Imaginaos que el genoma del virus de la gripe es como un pequeño texto de ocho páginas unido por un clip. El virus infecta una célula y genera muchos virus que cuando salen de la célula llevan consigo una copia del código de instrucciones para reproducirse en otra célula. Pero si una misma célula es infectada por dos virus de la gripe diferentes, sus páginas se mezclarán y los virus que salgan de esas células llevarán códigos de instrucciones con una combinación de los dos virus. A este proceso lo llamamos «recombinación genética». ¿Cómo puede ocurrir que se produzca la infección por dos virus diferentes? El virus de la gripe infecta aves, cerdos y humanos y entre las tres especies se pueden producir infecciones cruzadas. Con mayor frecuencia, la recombinación de un nuevo virus se suele producir en el cerdo, pues de las tres especies, este se infecta fácilmente, tanto por los virus humanos como por los de las aves. En otras palabras, el cerdo funciona como una «coctelera molecular» que mezcla los virus de las tres especies. Si en este proceso el virus generado en el cerdo posee proteínas H y N diferentes de las del virus de la gripe humana y nos infecta, entonces tenemos un problema serio. Otro mecanismo de transmisión, menos probable pero que también ha sucedido, es directamente de aves a humanos. Estas epidemias de «gripe aviar» son siempre graves porque los virus son muy diferentes entre aves y humanos y la posibilidad de que las proteínas N y H sean diferentes es muy elevada.

LAS EPIDEMIAS DE GRIPE

Todos esperábamos que el virus de la influenza, causante de la gripe, fuera el protagonista de la siguiente gran pandemia. El recuerdo de la terrible y mal llamada gripe española de 1918-1919 nos llevaba a pensar de esa manera. Pero muchas otras la precedieron y otras, menos agresivas, pero también importantes, se produjeron con posterioridad hasta la última pandemia del año 2009 que todos vivimos (figura 2.2).

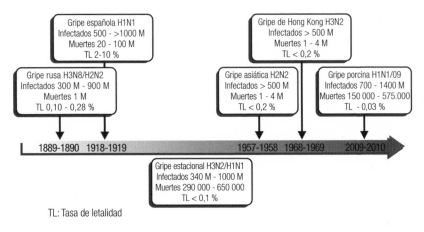

Figura 2.2. Principales pandemias de gripe en la era moderna.

ANTECEDENTES HISTÓRICOS.
UN VIEJO COMPAÑERO DE VIAJE

Desde Hipócrates, existen descripciones de epidemias que afectan al hombre y a distintas especies de animales, pero en ocasiones es difícil concluir si se trataron de brotes epidémicos de gripe. El origen de la palabra «influenza» se sitúa en la ciudad de Florencia en 1357, cuando se describe una enfermedad respiratoria causada por la «influenza di fredo» que posteriormente dio el nombre al virus. La primera descripción de una pandemia de gripe se remonta a 1510, originada en el sudeste asiático y extendida después por el norte de África y Europa. En 1557 se produjo la primera pandemia que afectó a todo el planeta. Se inició también en Asia en verano y a lo largo de seis meses se extendió por el norte de África, del sur al norte de Europa y finalmente a América. Esta ola epidémica afectó especialmente a España. Periódicamente se produjeron brotes de gripe que alcanzaron el nivel de pandemia. Antes de la gripe de 1918, otras dos pandemias especialmente significativas. La primera tuvo lugar durante los años 1830-1833, se originó en China, se diseminó a Filipinas y desde allí por vía marítima a India y Rusia. Dos oleadas posteriores afectaron al 25 % de la población mundial. Cincuenta años más tarde (1889-1893) se produjo la siguiente pandemia, que precedió a la gripe de 1918. Es conocida como la «gripe rusa», porque se originó en San Petersburgo, y en menos de tres meses se esparció por todo el mundo. Estas pandemias tuvieron los índices de letalidad habituales en el virus de la gripe, menos de una muerte cada mil casos, pero al infectarse cientos millones de personas, el número absoluto de muertos se elevó a millones.

LA GRIPE DE 1918, LA MADRE DE TODAS LAS EPIDEMIAS

En un artículo publicado en 2006, los virólogos norteamericanos Jeffery Taubenberger y David Morens le adjudicaron el epíteto de «la madre de todas las epidemias» a la gripe de 1918. No solo por su elevado impacto sobre la salud y economía mundiales, sino porque en cierta forma nunca se ha ido del todo. Infectó a los cerdos, entre los que se estableció y desde ellos saltó en 2009 de nuevo al hombre. Algunos de sus genes se recombinaron con otros virus porcinos y persisten en las cepas H3N2 circulantes.

El origen del virus que causó la epidemia de 1918 sigue siendo debatido, pero casi todos los expertos coinciden en que se trató de una recombinación entre un virus humano H1 y la infección de un virus aviar, quizás H7N1. Si saltó directamente de las aves al hombre es una pregunta no resuelta. El virus resultante lleva la «firma» H1N1, totalmente diferente de la cepa de gripe rusa circulante, que era H3N8 o H2N2. El virus pandémico de

1918 tenía dos características que lo transformaron en un auténtico «asesino en serie»: era totalmente nuevo para la especie humana, contra el que no teníamos defensas y con una tasa de letalidad muy superior a la de todos los virus de la gripe conocidos, que osciló según los distintos brotes entre el 2 y el 10 %. El hombre contribuyó al éxito del salto intraespecie ni más ni menos que con la Primera Guerra Mundial. El virus tuvo todas las oportunidades para infectar, difundirse y provocar un holocausto. Las concentraciones humanas, el hacinamiento en los barcos de transporte, en las trincheras insalubres, en los campamentos militares, en los campos de prisioneros y en los hospitales de campaña, generaron las condiciones ideales para su propagación. Todo esto, unido al retorno de los soldados a sus países y las manifestaciones de celebración por el fin de la guerra, fueron genuinos mecanismos de ignición epidémica que amplificaron el número de casos y extendieron el virus de manera brutal. Se estima que entre el 30 y el 60 % de la población mundial se infectó. Se produjeron entre veinte y cien millones de muertes en todo el mundo, la mayoría entre septiembre de 1918 y marzo de 2019. Su impacto disminuyó la esperanza de vida de la población mundial en diez años. En solo seis meses subió al podio de los grandes «microbios asesinos» de la humanidad, junto con los patógenos causantes de la malaria, la peste negra y el SIDA.

Los primeros casos se detectaron en Kansas, Estados Unidos, en un campamento de instrucción de reclutas en marzo de 1918. El transporte de los soldados, cientos de miles en el mes de mayo, a los campos de batalla franceses extendió la primera oleada de la enfermedad. Afectó a una proporción no determinada de soldados, pero no tuvo una mortalidad diferente a la de otras epidemias de gripe. La segunda oleada es detectada por primera vez en julio de 2018 en Camp Devens, un campamento militar en las afueras de Boston. En Europa se produce esta segunda oleada entre agosto y diciembre de 2018, cuando afecta a un gran número de soldados y debilita los ejércitos. El cuadro clínico cambia y se parece en muchos síntomas a la COVID-19. Se desarrollan neumonías bacterianas, fiebre elevada, afectación de sistema nervioso, trastornos en el olfato y síntomas sépticos similares a una tormenta de citocinas. Cuando termina la guerra en noviembre de 1918, en pleno pico pandémico, los soldados retornan a sus países de origen en los cinco continentes y extienden la muerte a su regreso. La pandemia fue atípica porque tuvo tres oleadas sucesivas y porque solo la segunda y la tercera fueron altamente letales. Esto plantea la pregunta de si se trataba del mismo virus y por qué se produjo ese cambio en la virulencia. Resulta difícil imaginar que una nueva variante se introdujera tan rápido, por lo que la hipótesis más probable es que el virus mutó en el mes de julio, probablemente en la proteína H, y generó una variante con mayor capacidad para infectar células humanas. Para responder a estas preguntas hubo que resucitar al virus asesino en uno de los experimentos más fascinantes de la historia de la ciencia.

EL VIRUS QUE VINO DEL FRÍO

En Brevig Mission, una aldea Inuit de Alaska, entre el 15 y el 20 de noviembre de 1918 la epidemia de gripe mato a 72 de sus 80 habitantes. Los cadáveres fueron enterrados en una fosa común que quedó congelada en permafrost. Johan Hultin, un microbiólogo sueco, tuvo la idea de aislar el virus a partir de esas muestras. Su primer intento en 1951 fue fallido. Pero en 1997, al conocer que Jeffery Taubenberger, un joven patólogo de las fuerzas armadas norteamericanas, había podido secuenciar una parte del virus de 1918 a partir del pulmón de un recluta muerto por influenza, realizó un segundo intento. Con 72 años regresó a Brevig Mission y de un cadáver de mujer, que llamó Lucy, obtuvo una muestra de pulmón. El grupo de Taubenberger logró secuenciar todo el genoma del virus causante de la gripe de 1918 a partir de esta muestra. Pero faltaba un tercer paso, reconstruirlo, devolverlo a la vida. Esta tarea fue realizada en dos tiempos. Primero Peter Palese y Adolfo García Sastre, del Centro Mount Sinai en Nueva Yok, reconstruyeron los ocho genes del virus por separado y los enviaron Terrence Tumpey, investigador senior de los Centros para el Control de Enfermedades en Atlanta para que, en una segunda fase, los ensamblara. Las medidas de seguridad fueron extremas, para evitar una fuga del virus que había causado la mayor matanza de la humanidad. Tumpey trabajó en solitario por las noches, cuando sus compañeros se habían marchado, para no exponerlos, y asumió que si se infectaba sería aislado de manera completa. Pero en julio de 2005 envió a sus colaboradores un correo electrónico con la frase de Neil Armstrong: «Es un pequeño paso para el hombre, pero un gran paso para la humanidad» y todos supieron que lo había conseguido. Por primera vez el hombre había resucitado un virus extinto. El estudio de las propiedades del virus fue el siguiente paso y las conclusiones, pavorosas. El virus H1N1 de 1918 infectaba, provocaba neumonías severas y mataba ratones con una eficacia 100 veces superior a los virus actuales. La extrema virulencia se debía a la acción de varios genes combinados que provocaron la mayor matanza por un virus de la historia. Pero la proteína H1 resultó clave para conferir la virulencia, lo cual apoya que una mutación en esta proteína pudo provocar el incremento en la mortalidad de la segunda y tercera oleadas de la pandemia de 1918. En años sucesivos, la inmunidad de grupo y una posible atenuación del virus limitaron los efectos de esta variante que siguió circulando durante 38 años.

El temor a que pueda volver a generarse un virus similar es real. Constituye una de las mayores pesadillas de los epidemiólogos, virólogos y responsables de salud pública, muy conscientes de que algo parecido puede volver a ocurrir. Es cierto que la pandemia de 1918 se produjo en un contexto de hacinamiento, agotamiento y desnutrición, con una medicina poco avanzada, sin métodos microbiológicos de diagnóstico, vacunas, ni antivirales. En el contexto actual disponemos de sistemas de vigilancia y alerta de gripe a nivel mundial y una medicina avanzada. Una pandemia por un virus H1N1 como el de 1918 no tendría la misma letalidad. Mas, no podemos confiarnos. De nuevo en China, variantes de gripe aviar como la H7N9 son muy agresivas, con tasas de letalidad del 30 %, cuando logran saltar a humanos. Los casos detectados se deben a un contacto estrecho en granjas de aves y la transmisión entre humanos es poco eficaz. Pero los mecanismos de variabilidad molecular del virus de la gripe pueden generar por azar y selección la combinación que les permita propagarse en nuestra especie, y debemos prepararnos para minimizar las consecuencias.

LA PANDEMIA DE GRIPE ASIÁTICA DE 1957

La gripe asiática de 1957 también tuvo un origen aviar y fue provocada por una variante H2N2. Los primeros casos se declararon en la ciudad china de Ghinzou en febrero de 1957; Hong-Kong, en abril; Singapur, en mayo y Taiwan e India, en junio, fueron los primeros afectados. La pandemia alcanzó rápidamente Europa y Norteamérica, donde afectó inicialmente al personal de la armada. En octubre, con la apertura de las aulas, se produjo la primera oleada. En febrero de 1958 se produjo la segunda oleada, que causó estragos entre los mayores. En total afectó a un 17 % de la población mundial, quinientos millones de personas. Con síntomas variables, provocaba enfermedad grave en el 3 % de los infectados y ocasionó entre uno y cuatro millones de muertos. La gripe asiática pudo infectar a una población similar a la gripe de 1918, pero se enfrentaba a un escenario muy diferente. El mundo estaba en paz y con sistemas de salud mucho más desarrollados. Existían los antibióticos, que permitieron tratar las neumonías bacterianas sobrevenidas, lo cual disminuyó la mortalidad. Pero, sobre todo, fue la primera pandemia de gripe para la que se contó con una vacuna, que estuvo disponible en octubre de 1957, en pleno pico epidémico, y su administración, aunque limitada, contribuyó al control de la pandemia. El virus circuló durante once años hasta que fue sustituido por el virus de la gripe de Hong Kong.

LA GRIPE DE HONG KONG DE 1968

La gripe de Hong Kong toma su nombre de la ciudad donde fue detectada en julio de 1968 y era una variante H3N2, generada por recombinación de virus humanos y aviares en el cerdo y posterior transmisión a humanos. Durante los dos meses siguientes se extendió por India, Australia y Europa, donde causó estragos económicos en algunos países al paralizar la producción industrial por el absentismo laboral provocado por la pandemia. En Alemania causó 60 000 muertos y en invierno se extendió por Estados Unidos, Japón y Sudamérica.

Quizás debido a la protección conferida por anticuerpos frente a la neuraminidasa, antibióticos más eficaces para las infecciones bacterianas secundarias y el rápido desarrollo de una vacuna, la mortalidad fue menor, en torno a un millón de personas. Entramos en un periodo más tranquilo, sin grandes pandemias y sin que la temida emergencia de un virus H1N1 se produjera. Hasta 2009, año en que sonaron todas las alarmas.

LA GRIPE PORCINA O LA NUEVA GRIPE DE 2009

El análisis de lo sucedido con esta pandemia es especialmente interesante para comprender la actual pandemia de COVID-19. Desde la gripe de Hong Kong habían transcurrido cuarenta años durante los cuales la medicina había realizado grandes progresos. Habíamos asistido al nacimiento, la tragedia y el control de la epidemia de SIDA. Disponíamos de antivirales frente a gripe, tecnologías diagnósticas nuevas y se habían establecido sistemas de alerta con protocolos perfectamente establecidos para afrontar una amenaza de la salud pública. Fijémonos bien en la dinámica de respuestas. El 15 de abril de 2009 se detecta en California el primer caso de gripe H1N1 y el 17 de abril el segundo caso, a partir de un virus de origen porcino. El 21 de abril, con solo dos casos, se inicia el desarrollo de una vacuna y el 22 de abril se activa el centro de operaciones de emergencia del Centro para el Control y Prevención de Enfermedades (CDC) de Estados Unidos, que pone en marcha la detección activa de casos. El 23 de abril se detectan otros dos casos en Texas. El 26 de abril, el gobierno estadounidense empieza a distribuir el 25 % de los antivirales de las reservas estratégicas y el 28 de abril se aprueba un nuevo test diagnóstico (PCR) que se distribuye el 1 de mayo. Estados Unidos cierra las escuelas el 5 de mayo.

Por su parte, la OMS declara el estado de emergencia de salud pública internacional el 25 de abril, con cuatro casos identificados. El 29 de abril, la alerta de pandemia inminente y el 11 de junio declara la pandemia. Visto así y con los tiempos utilizados para la COVID-19, sorprende un poco tantas prisas, pero quizás lo sorprendente sea la escasa prisa que nos hemos dado ahora. ¿Qué sucedió con la pandemia de gripe H1N1? Pues que tenían razón al predecir una pandemia, porque ocurrió. El 6 de mayo, los CDC confirman 1487 casos en Estados Unidos y más de 12 000 en México. Entre los dos países suman 57 hospitalizados y nueve fallecidos. La epidemia se extiende por Estados Unidos y México y aparecen casos en Canadá y Europa. En su balance del mes de noviembre, los CDC estiman el número de infectados en Estados Unidos en 22 millones, de los cuales, 98 000 requirieron hospitalización y 3900 murieron. En septiembre se aprueban cuatro vacunas y en octubre se inicia la vacunación de la población. En todo el mundo se estimó que el 20 % de la población, alrededor de mil millones de personas, se infectaron y murieron entre 150 000 y 750 000 personas. El 11 de agosto de 2010 la OMS declara el fin de la pandemia de gripe H1N1 2009. ¿Qué sucedió en España? En total hubo 750 000 casos de gripe H1N1 con 318 fallecidos y un índice de letalidad de 0,43 por mil. El virus de la denominada «nueva gripe A» o H1N1/09 se hizo persistente y hoy coexiste con la variante H3N2 de la gripe de Hong Kong de 1968, lo que obliga a que la vacuna incluya antígenos para ambas variantes.

¿Todo bien, no? Pues no. En enero de 2010, un diputado germano acusa a la OMS de sembrar el pánico y de inventarse la pandemia de gripe para beneficiar a las farmacéuticas. La OMS realizó una auditoría externa por expertos y defendió que la alerta sanitaria y la declaración de pandemia estaba plenamente justificada. En España, nuestros políticos tampoco se libraron. Se criticó la compra de antivirales y vacunas que no se utilizaron y se acusó al gobierno y a la ministra de Sanidad de «alarmar» a la población y, por supuesto, de estar vendidos a la industria farmacéutica.

¿Qué ocurrió en realidad? Que la letalidad de la variante H1N1-2009 fue muy baja, cien veces menor que la de la gripe de 1918. Pero eso no se sabía al inicio de la epidemia y se tomaron medidas frente al peor escenario posible, lo cual fue adecuado. No olvidemos que, un virus H1N1 implicaba que no teníamos defensas frente al mismo, porque los virus más recientes eran H3N2. Como veremos en el capítulo final, este precedente fue muy negativo, porque probablemente condicionó la actitud gubernamental y de los responsables de salud pública ante nuevas epidemias, quienes a partir de ese momento evitarían por todos los medios sobreactuar o ponerse en el peor escenario posible. Durante la pandemia de SARS-CoV-2 ha sucedido todo lo contrario al escenario de la gripe H1N1 de 2009, se ha reaccionado tarde, quizás en parte por el recuerdo de esa pandemia de gripe A de hace una década.

LA FAMILIA DE LOS CORONAVIRUS

Aunque en el capítulo siguiente conoceremos a fondo al SARS-CoV-2 que tanta desgracia está causando mientras escribimos este libro, antes de entrar en las distintas epidemias provocadas por los coronavirus es preciso presentar a la familia. Porque los virus se agrupan en familias, más o menos numerosas y más o menos diversas. Los Coronavirus son una familia aristocrática dentro de los virus ARN. Tienen un aspecto elegante, con esas espículas que les dan una personalidad propia y a las que debe su nombre. Esto es también excepcional, porque los virus no se nombran por su aspecto en el microscopio, sino por alguna característica bioquímica como los retrovirus o, más frecuentemente, por la enfermedad que producen. Así, tenemos los poliovirus, los herpesvirus, los virus de las hepatitis. Otros se nombran en función de dónde se localizan, los enterovirus, en el sistema enteral o digestivo; los adenovirus, en las amígdalas o adenoides. Hasta se bautizan con el nombre del lugar donde fueron descubiertos, como el virus Coxackie, detectado por primera vez en el pueblo del mismo nombre. Pero rara vez por su aspecto o por su forma. Los coronavirus fueron bautizados por la primera persona que los vio, en 1965, la doctora June Almeida, microscopista de la Universidad de Toronto. La muestra procedía de un paciente acatarrado. Le evocó la «corola solar», esa imagen del sol rodeado por un halo formado por las explosiones en su superficie. La virología es una ciencia apasionante, pero a veces un nuevo virus se identifica sin verlo. Sabemos que está ahí porque presenciamos sus consecuencias, la enfermedad, y detectamos sus proteínas y su actividad, pero no lo vemos. Por eso, cuando nuestros compañeros, quienes manejan esas máquinas poderosas que son los microscopios electrónicos, lo ven, experimentan una emoción que siempre hemos envidiado. ¿Os podéis imaginar lo que sintió Charles Dauguet cuando vio por primera vez el virus del SIDA al microscopio? Imaginaos a June Almeida, metódica y emocionada, describiendo lo que veía a sus compañeros: «Es un virus recubierto por un halo, como una corona solar». Da mucha envidia. Porque uno de lo sueños de un científico es ver por primera vez lo que jamás nadie ha visto; un anhelo similar al de los exploradores.

La familia de los coronavirus comprende 24 especies o linajes, agrupadas en cuatro géneros fáciles de recordar: alfa, beta, gamma y delta. Los coronavirus infectan especies muy diferentes, desde aves a humanos pasando por felinos, cánidos, rumiantes, primates y roedores. Pero su animal favorito es el murciélago. ¿Sabíais que los murciélagos son los animales que portan más familias de virus diferentes? Son auténticos sacos de virus y por eso tienen mucho peligro, como veremos en el capítulo siguiente.

Los coronavirus son virus zoonóticos, no nos infectan directamente, no son virus humanizados como los herpes, sino que se transmiten a partir de un animal. Como el murciélago y los roedores son demasiado distantes genéticamente de nosotros, habitualmente sus virus nos infectan a través de un intermediario más cercano genéticamente.

Hasta el momento se han descrito siete coronavirus capaces de infectar al hombre. Los podemos clasificar en dos grupos: los inofensivos y los malos. Los primeros son los que conocíamos hasta 2003. Son virus de nombres muy raros que producen un catarro sencillo. Los importantes son los otros y les vamos a dedicar un poco más de tiempo y espacio en este libro.

SARS-CoV-1, EL PRIMO CERCANO

SARS es el acrónimo en inglés de «Síndrome Respiratorio Agudo Grave». Fue descubierto en el año 2002 en China, en la provincia de Cantón. El primer caso detectado fue un campesino de Foshán en noviembre de 2002. En el SARS desempeñan un papel muy importante los pacientes «superpropagadores» que infectan a muchas personas. El primer «superpropagador» del virus SARS-CoV-1 fue un vendedor de pescado que ingresó en el hospital Sun Yat-sen de Cantón, donde infectó a 30 enfermeras y médicos, quienes a su vez propagaron la infección a otros hospitales.

Otro «superpropagador» fue el doctor Liu Jianlun, médico del hospital Sun Yat-sen, donde se atendieron muchos casos con SARS. Se desplazó a Hong Kong el 23 de febrero para una boda celebrada en el hotel Metropole, donde se alojó en la novena planta. En los días siguientes a la celebración, 23 invitados desarrollaron el SARS, incluidos siete del noveno piso. El doctor Liu propagó sin saberlo el SARS-CoV-1, entonces todavía un virus desconocido. Y se estima que fue el sujeto índice del 80 % de los casos de Hong Kong. Otro huésped del Metropole fue ingresado en el Hospital Prince of Wales, donde infectó a 80 trabajadores y 17 estudiantes de medicina. El foco del hotel Metropole fue dramático por la intensidad, por la gravedad y porque diseminó el virus a varios países. El ciudadano chino-estadounidense Johnny Chen, que se había alojado al otro lado del pasillo de Liu en el Metropole, fue ingresado en el Hospital Francés de Hanoi el 26 de febrero, donde infectó al menos a 38 miembros del personal. Carlo Urbani, especialista en enfermedades infecciosas de la OMS, que había sido enviado para estudiar casos de neumonías atípicas, se encontraba entre quienes examinaron a Chen y detectó los contagios en el personal del hospital. Alertó a la OMS, pero él también se contagió y como Liu y Johny Chen, falleció de SARS. Otros huéspedes del Metropole diseminaron la enfermedad a Canadá y Singapur. El brote afectó especialmente a la ciudad de Hong Kong, no solo por el epicentro del Metropole, sino porque 15 turistas de un vuelo procedente de Pekín habían contraído la enfermedad. El hotel se transformó en uno de esos nombres malditos en la historia de las epidemias. Para luchar contra esa reputación, inicialmente se suprimió el número 911, el de la habitación donde se alojara el Dr. Liu Jianlun, y posteriormente se cambió incluso el nombre del hotel.

El cuadro clínico producido era una neumonía grave, frecuentemente bilateral con fiebre y afectación respiratoria severa. La letalidad fue del 10 %. Los tratamientos utilizados, como antirretrovirales, interferón o corticoides tuvieron una eficacia dudosa.

En abril el brote era de tal gravedad que Jim Hughes, jefe de enfermedades infecciosas en los CDC, afirmó que creía que el SARS ya no podía ser erradicado en el Lejano Oriente. La amenaza de una pandemia por un virus de transmisión aérea, con una letalidad tres veces superior al de la gripe de 1918, fue real y un motivo de gran alarma. Afortunadamente, en el SARS los contagios se producen cuando el paciente presenta síntomas, por lo que el aislamiento de los casos y el control de los contactos permitió terminar con la epidemia el 31 de julio de 2003. En total, se identificaron 8096 casos, 5327 en China. La epidemia causó 774 muertes y se extendió a 29 países.

El agente causal fue caracterizado como un coronavirus en varios laboratorios de todo el mundo y el genoma fue descifrado en Canadá por el Centro de Ciencias del Genoma Michael Smith. El 16 de abril, la OMS emitió un comunicado de prensa que indicaba que el coronavirus SARS-CoV identificado por varios laboratorios era la causa oficial del SARS. Tras la identificación del nuevo coronavirus causante de la COVID-19, es rebautizado en 2020 como SARS-CoV-1.

La actitud del gobierno de China fue muy criticada. Inicialmente negó lo que estaba sucediendo, censuró la prensa, no proporcionó información a los médicos de otras provincias a pesar de que existían casos en Pekín, dificultó la investigación de los expertos de la OMS y falseó las cifras. Ante la diseminación internacional de la epidemia, a finales de abril, admitió el brote y facilitó nuevas cifras.

MERS es el acrónimo en inglés de «síndrome respiratorio de Oriente Medio». Está producido por un coronavirus que fue aislado por primera vez en septiembre de 2012 en un paciente saudí de 60 años, con una neumonía severa e insuficiencia renal. Hasta el momento en que escribimos este libro, se han diagnosticado 2501 casos en 27 países, 832 de ellos en Arabia Saudí. Un total de 856 pacientes han fallecido. El origen del virus está una vez más en el murciélago, pero el animal intermediario para infectar al hombre es el dromedario. La mayoría de los casos se han producido por contagio directo desde este animal a través de su saliva. Se ha descrito la trasmisión entre humanos, especialmente al personal sanitario que atendía a los pacientes. Aunque la probabilidad de transmisión entre humanos es baja, el MERS representa una amenaza potencialmente seria a la salud global por su elevada letalidad (34 %), superior a la de cualquier virus de transmisión respiratoria. Casi todos los casos reportados se han infectado en la península arábiga.

El coronavirus que causa el MERS, denominado MERS-CoV, pertenece al género de los betacoronavirus, a diferencia del SARS-CoV-1 y SARS-CoV-2. Su receptor no es la molécula de ACE2, sino la dipeptil peptidasa 4 (DPP4) o CD26. Este receptor está presente en el aparato respiratorio y los riñones, por lo que el MERS-CoV afecta estos dos órganos y produce insuficiencia renal y respiratoria graves. No existe tratamiento ni vacuna frente al MERS, por lo cual la potencial generación por mutación de una variante que aumentara su capacidad de transmisión entre humanos podría llevarnos a un escenario de pesadilla.

COVID-19, UNA EPIDEMIA ANUNCIADA

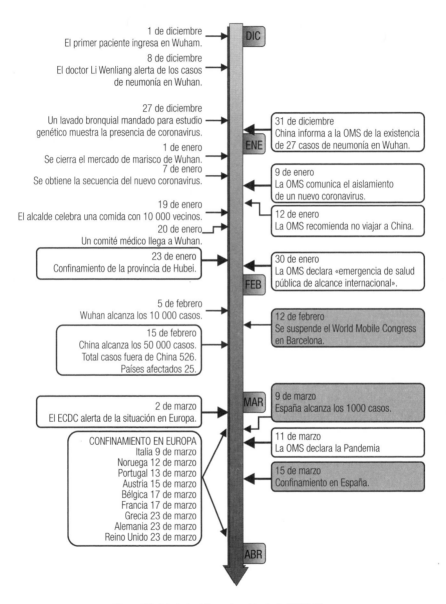

1 de diciembre
El primer paciente ingresa en Wuham.

8 de diciembre
El doctor Li Wenliang alerta de los casos
de neumonía en Wuhan.

DIC

27 de diciembre
Un lavado bronquial mandado para estudio
genético muestra la presencia de coronavirus.

31 de diciembre
China informa a la OMS de la existencia
de 27 casos de neumonía en Wuhan.

ENE

1 de enero
Se cierra el mercado de marisco de Wuhan.
7 de enero
Se obtiene la secuencia del nuevo coronavirus.

9 de enero
La OMS comunica el aislamiento
de un nuevo coronavirus.

19 de enero
El alcalde celebra una comida con 10 000 vecinos.
20 de enero
Un comité médico llega a Wuhan.

12 de enero
La OMS recomienda no viajar a China.

23 de enero
Confinamiento de la provincia de Hubei.

30 de enero
La OMS declara «emergencia de salud
pública de alcance internacional».

FEB

5 de febrero
Wuhan alcanza los 10 000 casos.

15 de febrero
China alcanza los 50 000 casos.
Total casos fuera de China 526.
Países afectados 25.

12 de febrero
Se suspende el World Mobile Congress
en Barcelona.

2 de marzo
El ECDC alerta de la situación en Europa.

MAR

9 de marzo
España alcanza los 1000 casos.

CONFINAMIENTO EN EUROPA
Italia 9 de marzo
Noruega 12 de marzo
Portugal 13 de marzo
Austria 15 de marzo
Bélgica 17 de marzo
Francia 17 de marzo
Grecia 23 de marzo
Alemania 23 de marzo
Reino Unido 23 de marzo

11 de marzo
La OMS declara la Pandemia

15 de marzo
Confinamiento en España.

ABR

Figura 2.3. Principales hitos en la epidemia de COVID-19.

Los virus son un producto evolutivo muy depurado, con una gran capacidad de adaptación que les permite sobrevivir y propagarse, como toda especie. Cuando un virus como los coronavirus o los de la gripe aparecen, hemos de generar medidas de protección eficaces, hasta que los fármacos y las vacunas (cuyo desarrollo tarda un tiempo) resuelvan el problema. Si les dejamos un resquicio, se deslizarán por él; si abrimos de par en par las puertas, nos invadirán y como un tsunami se propagarán en círculos concéntricos, cambiarán la historia y nuestras vidas. Esto es lo que sucedió y lo que estamos viviendo.

El primer círculo, la ciudad de Wuhan al borde del precipicio

El 31 de diciembre de 2019, mientras el mundo se prepara para celebrar el año nuevo, el gobierno chino anuncia la existencia de una nueva neumonía que afecta a 27 personas en la ciudad de Wuhan. Esta ciudad de once millones de habitantes, de la que muchos no habíamos oído hablar, es el centro económico, político y financiero de China central. Wuhan es la capital de la provincia de Hubei, con una población total de cincuenta y ocho millones de habitantes.

En un artículo publicado el 15 de febrero en la revista científica *The Lancet*, se describen los primeros casos de la epidemia, que en ese momento se elevaban a 41. De ellos, 27 tenían una relación directa o próxima con el mercado de marisco de Wuhan, pero en 14 casos, incluyendo el primer paciente atendido el 1 de diciembre, no había relación. El mercado fue un foco de diseminación, pero no la fuente de la enfermedad o del siempre buscado y rara vez encontrado «paciente cero». En el artículo se describen los síntomas de la enfermedad y a pesar de que solo la mitad de los pacientes presentaban dificultad respiratoria, el 100 % tiene una neumonía en el escáner pulmonar. Un tercio de los ingresados requirieron cuidados intensivos y seis (15 %) murieron. El artículo establece claramente la transmisión por vía respiratoria entre humanos y da una secuencia de la dinámica de aparición de síntomas y de la evolución de la enfermedad.

El 20 de enero, un equipo médico enviado por el gobierno central chino y dirigido por el Dr. Zhong Nanshan, conocido por sus acciones decisivas para controlar la epidemia de SARS, alerta de la gravedad de la epidemia, que ya contabiliza más de mil casos y 41 muertes. El gobierno chino decreta el cierre de Wuhan y la provincia de Hubei el 23 de enero, para evitar la propagación de la epidemia. Se excluye a las autoridades locales del control de la epidemia, que se pone en manos de un equipo de tres médicos de prestigio. Se realiza el envío de personal médico y de enfermería, hasta treinta mil profesionales, 11 000 de ellos especialistas en cuidados intensivos y 1500 equipos de rastreadores. En 10 días se construye un hospital de 1000 camas y casi sesenta millones de ciudadanos chinos son confinados en sus casas. Tras 75 días de confinamiento, 68 000 casos y 4500 muertos, los ciudadanos de Wuhan recuperan la libertad de movimientos bajo estrictas medidas de control sanitario. Lo que parecía imposible se consigue. La epidemia no se extiende al resto de China. Beijing y Shanghai registran en torno a quinientos casos y 15 muertes.

Pero la actitud de las autoridades no fue siempre tan clara, sobre todo por parte de las locales, que reprimieron al Dr. Li Wenliang, quien alertó de los pacientes de neumonía en diciembre de 2019, ocultaron casos, y para tranquilizar a la población celebraron una comida masiva para 10 000 personas el 19 de enero en un espacio cerrado. Todavía el día 12 de enero la OMS felicita a China por sus medidas y afirma que no se ha demostrado que el virus se transmita entre personas (¡!).

China reaccionó tarde y eso tuvo como consecuencia un número mucho mayor de casos y muertes y la diseminación del nuevo virus por todo el planeta. El 31 de enero 25 países de cuatro continentes declaran casos importados.

EL SEGUNDO CÍRCULO, LOS PAÍSES DEL SUDESTE ASIÁTICO Y OCEANÍA, TECNOLOGÍA Y PRUDENCIA

Muchos vecinos del gigante chino habían sufrido la epidemia de SARS y reaccionaron con decisión y de manera rápida. Podemos considerar dos bloques. Países como Corea del Sur, Taiwán y Japón no realizaron confinamiento y basaron su estrategia en cuatro ejes: control de fronteras, test a todos los sospechosos, aislamiento de casos y control de las cadenas de transmisión. Para ello explotaron sus recursos tecnológicos, tanto en la producción de reactivos como en la utilización de aplicaciones móviles y manejo de «big data» para la vigilancia epidemiológica. Y lo más importante, reaccionaron inmediatamente. Corea del Sur controló sus aeropuertos el 3 de enero, el 4 de febrero facilitó su propio test diagnóstico, que distribuyó a todo el país y vigiló y controló los brotes ocurridos en la secta religiosa Schincheonji.

Ninguno de estos países ha alcanzado la tasa de 10 muertos por millón de habitantes.

Otro bloque de países como Malasia, Tailandia, Australia y Nueva Zelanda sí aplicaron medidas de confinamiento, pero de manera precoz, cuando mediante una capacidad adecuada de realizar test PCR detectaron casos de transmisión comunitaria. Nueva Zelanda confinó con 200 casos y ha declarado a

15 de junio 1500 casos y 22 muertes. Australia confinó con menos de mil casos y ha tenido un total de 7335 casos y menos de cien muertes.

EL TERCER CÍRCULO, EL RESTO DEL MUNDO, QUE LLEGAMOS TARDE

Sin querer ser exhaustivos, los países del tercer círculo también hemos adoptado estrategias diferentes. Algunos países han primado la economía sobre la salud, evitando las estrategias de confinamiento. Fue la posición de partida de Reino Unido, corregida cuando su gobierno fue informado del coste en vidas que tendría alcanzar la ya tristemente célebre «inmunidad de grupo» (eso de «rebaño» es una mala traducción). Algunos estados americanos y Brasil han defendido esta postura. Al final del periodo epidémico podremos valorar el resultado de estas estrategias, pero las cifras no invitan al optimismo. Otros países adoptamos medidas de confinamiento muy estricto, como Italia, España, Francia, Bélgica y luego Reino Unido, pero cuando el número de casos era muy elevado y la epidemia ya nos había sobrepasado. En cambio, Portugal y Austria confinaron con muy pocos casos. Por último, otros países no aplicaron medidas estrictas de confinamiento, pero sí de distanciamiento social, como Alemania o Suecia. Los resultados han sido dispares también debido a la situación de partida y a una serie de elementos decisivos, como la capacidad para realizar test de manera precoz a los casos sospechosos y los contactos, los análisis adecuados del potencial impacto de la epidemia, la robustez del sistema sanitario y la cohesión social en torno a los dirigentes.

¿Qué estrategias han tenido éxito? Depende del criterio con que midamos. Si valoramos el criterio económico, caída del PIB, quizás la estrategia de Estados Unidos prevalezca. Pero si valoramos el número de muertos por millón de habitantes, tal vez no sea la mejor. Si adoptamos este último criterio, en la tabla 2.1 podéis valorar el grado de éxito conseguido por los distintos países.

Tabla 2.1. Muertes por COVID-19 por millón de habitantes a fecha 16 de junio.

País	Muertes / 10^6	País	Muertes / 10^6
GLOBAL	56	GLOBAL	56
Bélgica	834	Irán	107
Reino Unido	614	Alemania	106
España	580	Dinamarca	103
Italia	568	Panamá	101
Suecia	483	Moldavia	101
Francia	451	Rumanía	74
EE. UU.	356	Finlandia	59
Holanda	354	Hungría	58
Suiza	224	Estonia	52
Brasil	204	Eslovenia	52
Perú	203	Rusia	50
Luxemburgo	176	Noruega	49
Chile	174	Colombia	45
Portugal	149	Polonia	37

¿QUÉ HA FALLADO?

En los capítulos 6 y 8 realizamos un análisis más detallado de la epidemia en España y nuestro entorno. En ellos insistimos, y lo hacemos también aquí, en que nuestras autoridades lo han hecho lo mejor que han podido. La pregunta es por qué no lo hicimos mejor. No es cierto el mantra de que nadie estuviera preparado para afrontar una epidemia como esta. Al menos algunos países estaban mejor preparados que otros. Los países del segundo círculo nos muestran vías que no hemos explorado adecuadamente. Podríamos resumir nuestra visión en que los países del tercer círculo hemos gestionado la epidemia como hemos podido, con los medios disponibles cuando esta se declaró. Donde hemos fallado estrepitosamente es en la evaluación de riesgo de la pandemia antes de que se declarara.

Muchos países pecamos de arrogancia. No es cierto que «estuviéramos perfectamente preparados»; la realidad nos ha bajado brutalmente del pedestal. Ni se cumplió el pronóstico del Centro de Coordinación de Alertas y Emergencias Sanitarias de que en España no habría transmisión comunitaria y que, en caso de producirse, sería limitada y controlable. La realidad nos ha demostrado que estábamos equivocados. Que, en el caso de España, ni nuestro sistema sanitario es el mejor del mundo, ni nuestros mecanismos de detección de casos han funcionado, ni disponemos de una coordinación de las estructuras de salud pública adecuadas y suficientemente dotadas. No hemos sabido interpretar los datos. No valoramos lo que supuso cerrar la provincia de Hubei, ni el terrible potencial de transmisión de este virus respiratorio con números reproductivos más cercanos a 4-6 que a 2,5-3. No supimos ver que no había ningún motivo para que lo que estaba sucediendo en Italia no nos pasara a nosotros. Ni la gravedad de que la OMS decretara el estado de emergencia internacional el 30 de enero. No es cierto que a todos los países les ocurrió lo mismo. Otros países sí supieron leer el mapa de acontecimientos, como Portugal o Nueva Zelanda. Cuando su primera ministra, Jacinda Ardem, se dirigió al país para anunciar por qué había que confinarse con solo 200 casos, explicó: «En algún momento también Italia tuvo 200 casos». Es muy llamativo cómo se reaccionó frente a la gripe de 2009 y cómo se ha reaccionado frente al SARS-CoV-2. Quizás entonces nos pasamos; ahora muchos países nos hemos quedado cortos.

El segundo elemento que se ha revelado esencial en la respuesta frente a la epidemia es la utilización adecuada de la tecnología. Y este punto va desde disponer de reservas estratégicas de material de protección hasta la capacidad de realizar test, que ha sido un elemento clave, como demuestra la experiencia de los países asiáticos y, en menor medida, de Alemania. Hemos escuchado repetidamente la muletilla «con los datos de que disponemos». El problema radica en que los datos de que disponíamos eran erróneos. Como se comenta en el capítulo final, visto en perspectiva, la falta de una información correcta ha sido el punto clave para no tomar las decisiones en el momento adecuado. Y esa información no la tuvimos porque nuestro país tuvo una carencia grave en la realización de test de PCR a los casos sospechosos desde el mes de enero. Hasta el 25 de febrero, los criterios para realizar los test PCR eran «haber estado en China, en el norte de Italia o en contacto con una persona diagnosticada de COVID-19». Los médicos de atención primaria nos cuentan la cara de las familias cuando en las visitas a domicilio para ver a una persona de 80 años, encamada, con tos, fiebre y auscultación horrorosa les preguntaban: «¿su padre ha estado en China o en el norte de Italia recientemente?». En cuanto a estar en contacto con una persona diagnosticada de COVID-19, ¿quién podía saberlo si no se hacían test? Los médicos de urgencias y de los servicios de infecciosas clamaban por que se les dejara hacer test PCR a pacientes con neumonías que no les gustaban nada. La respuesta de las direcciones de salud pública era invariable: «no cumple los criterios del ministerio». A la pregunta recogida en el diario *El País* en su edición del 14 de junio de por qué se mantuvieron criterios restrictivos en la realización de test PCR, la respuesta de un portavoz del ministerio de sanidad fue: «Estábamos limitados por la escasez de kits de diagnóstico, aunque eran estrategias que dependían de las comunidades. Pero lo que no podíamos hacer era proponer que se hicieran más pruebas sabiendo que la capacidad para hacerlas era muy limitada. No íbamos a proponer medidas que no eran factibles». Pero con esta política se negaba la posibilidad de conocer lo que en realidad estaba pasando.

En una entrevista a una emisora argentina nuestro amigo y prologuista Santiago Moreno, quien ha sufrido la enfermedad en sus carnes, ante la pregunta: «¿Qué recomiendan ustedes, que lo han vivido?», respondió: «Si yo fuese ahora mismo quien tuviese que tomar una decisión, haría esto: cierren las escuelas, eviten las aglomeraciones desde ya, no esperen a que se extiendan los casos. Si se pasan, será una buena noticia para el país, pero no se queden cortos y haya que lamentarlo. Seguramente nosotros pecamos de exceso de confianza y estoy seguro de que, si volviera a pasar algo parecido, no íbamos a cometer los errores que hemos cometido. Hay que tener en cuenta que esto es la primera vez que pasa en el mundo desde la gripe de 1918. Había cosas que teníamos que haber hecho de manera diferente. Visto ahora, se tenían que haber implantado las medidas de aislamiento social una semana antes, por lo menos. Seguro que ahora a nadie se le ocurriría autorizar la manifestación del día 8 de marzo. Ni la reunión de Vox. Ni los partidos de fútbol». Todos esos eventos fueron solo la parte más visible, porque mucho más importante es la rutina de las aglomeraciones en el transporte público, bares y restaurantes. Cada evento fue como un tronco añadido a un suelo de brasas que no veíamos. No ayudó, pero tampoco sabemos cuánto contribuyó a la hoguera final. Si lo hubiéramos sabido, como dice el doctor Moreno, no lo habríamos hecho, pero no lo sabíamos. Hay otro ejemplo muy revelador. Todas las autoridades políticas y sanitarias salieron en tromba cuando el 12 de febrero se suspendió el Mobile World Congress de Barcelona, para decir que no había ningún motivo sanitario que impidiera su celebración. ¿Os imagináis el impacto de un congreso con cien mil asistentes celebrado del 24 al 27 de febrero en Barcelona? Ese sí que habría sido un mecanismo de ignición epidémica. Todos los que entonces protestaron seguro que hoy respiran aliviados.

¿CUÁL ES EL FUTURO?

Todos los países, menos China, hemos elegido convivir con el SARS-CoV-2, al menos hasta que tengamos una vacuna. Ni siquiera China se ha librado, a pesar de haber tomado las medidas más extremas. Al cierre de la edición de este libro, un nuevo brote de SARS-CoV-2 se ha declarado en Pekín. En un escenario epidémico, economía y salud juegan en equipos contrarios la mayor parte de las veces. En la toma de decisiones para la desescalada, los expertos y científicos —tan citados y alabados a lo largo de estos meses— hemos cedido el puesto a los empresarios, trabajadores, sindicatos y economistas. Es una decisión social, económica y política, no de salud pública, y como tal hemos de asumirla, pero no coincide con el criterio de muchos, incluidos los autores de este libro. Eso quiere decir que habrá brotes, esperemos que pequeños y controlables. Quiere decir también que la vida social será muy diferente. Todo esto es el precio de no cerrar la economía, pero no podemos olvidar a qué nos enfrentamos si fracasamos de nuevo.

En estos meses hemos aprendido mucho sobre este virus. Ya no vamos a minusvalorarlo, ni a estar muy seguros de que lo vamos a controlar todo, la cual es una buena posición de partida. Hemos aprendido la necesidad de utilizar las mascarillas, que han pasado de ser innecesarias a obligatorias por ley. Para proteger y protegernos, es también un buen comienzo. Esperemos ser más previsores en el acopio de materiales, en el refuerzo de los centros sanitarios, en la potenciación de la ciencia. Hace meses le abrimos al virus las puertas de par en par por desconocimiento. Ahora sabemos cómo funciona. Si el virus encuentra un resquicio, pasará y cada uno de nosotros somos responsables de cerrar esos resquicios.

Lienz se pellizcaba para creérselo. Al editor le gustó su novela. En la bandeja de entrada de su email estaba el borrador del primer contrato para publicar aquello en lo que había invertido tanto tiempo. El adelanto económico no era una maravilla, pero serviría para realizar lo que había planificado desde su llegada a Madrid: cogerse una mochila y dar una vuelta por el mundo. Los cubanos tienen amigos en todas partes, se ahorraría las estancias en hoteles. Es la peculiar suerte de pertenecer a una generación que se expandió por el planeta en busca de un futuro diferente al que le tenían proyectado. Lienz lo había planeado, con el dinero del adelanto y los ahorros de todos estos años sin vacaciones visitaría Buenos Aires, Río de Janeiro, Ciudad de México, La Habana, Miami, San Francisco y luego… China. En La Habana estaría su madre, llevaba una eternidad sin abrazarla. En Pekín se encontraría con una prima lejana que, con la magia de internet, había localizado. Todo era perfecto.

La vida de Alejandro también iba sobre ruedas. Había logrado organizar un simposio de sepsis en Lisboa con unos colegas de la profesión, los trabajos con el grupo del IdiPAZ se publicaban en revistas prestigiosas y su apuesta por investigar desde la clínica se convertía en una realidad. Poco a poco lograba entender aquellos puntos que salían del aquel aparato llamado citómetro, los mismos que ponían eufóricos a los del laboratorio. En cambio, ellos comprendían cada vez más los intríngulis de la medicina moderna. Mientras tanto, su padre, retirado, comenzó un doctorado en Historia y su chica, Carmen, planificaba el próximo viaje… lo más lejos y alto posible. Ya sabían donde irían, tocaba conocer el Monte Viejo, más conocido como Machu Picchu. Pero las cosas se empezaron a complicar, aunque nadie lo vio con claridad. Una alarma salta desde China. Empiezan a detectarse casos de un nuevo coronavirus. Alejandro revisa lo que está publicado sobre el tema. «No parece ser un MERS», le comenta a un amigo neófito del crossfit. «¿Un qué?» «Un MERS, así se llama al síndrome respiratorio de Oriente Medio, una enfermedad grave que involucra principalmente al tracto respiratorio superior. Causa fiebre, tos y dificultad para respirar. Aproximadamente el 30 % de las personas que han contraído esta enfermedad han muerto. Algunos pacientes solo tienen síntomas leves», fue la parrafada al estilo Wikipedia que le soltó en medio del gimnasio. A lo cual añadió: «No te preocupes, esto puede que sea solo una gripe y en España estamos preparados». Pero no era una gripe, ni España estaba preparada. Lienz pasó las fiestas de fin de año encerrado en casa corrigiendo su novela. El editor le pasó las correcciones de tres personas diferentes. A veces se contradecían y resultaba difícil decidirse por una u otra. Llegó enero y quedaba menos para la fecha de entrega, fijada a mediados de mes. Luego vendrían más de 30 días de viaje, amigos y, finalmente, familia. A la vuelta, el libro estaría en las estanterías de cuanta librería se respetara en el país. Y el uno de abril lo presentaría en el la Casa del Libro de la Gran Vía madrileña. Todo estaba planificado. Lienz adoraba la planificación. «Salí de Cuba para decir lo que pensaba y poder planificar mi vida», decía siempre. Sin embargo, a veces no se pueden controlar todos los factores, aunque lo intentemos.

Alejandro empieza a extrañarse de los movimientos que se dan en China. Deja de comentar sus dudas con aquellas personas no relacionadas con la medicina y se encierra en su círculo de amigos de la profesión. Mientras tanto, Lienz ultima su viaje. Entrega las correcciones finales y, días después, recibe las galeradas. Vuelve a estar toda una noche en vela para revisar cada coma, cada punto, cada frase. Encuentra pocos errores. Se siente feliz, le gusta la foto que han escogido para la contraportada, le encanta la portada y, sobre todo, irá a ver a su madre. Le llevará la novela impresa, aunque no en formato de libro. Para eso tendrá que esperar un poco más.

«China se desmadra», fue la expresión de Alejandro cuando terminó el artículo que estaba leyendo mientras desayunaba. Ese día se quedaba en casa, era fin de semana, pero Carmen tenía guardia. «¿Llegará aquí?», le preguntó ella mientras terminaba de vestirse. «Probablemente, el mundo está muy interconectado. Llévate la bufanda, te recojo a las 8 en el hospital y nos vamos al centro. Hemos quedado a cenar con Eduardo e Ismael», fue su respuesta. «Prométeme que no hablarás de sepsis con Eduardo, ni le recordarás que es un hipocondríaco», dijo Carmen, sin dar oportunidad a una réplica al marcharse.

Lienz se despidió de sus amigos y creó un grupo en Facebook con todos ellos para ir informando del viaje. Había decidido que su segundo libro se llamaría: «Episodios de un chino caribeño por el mundo». Los textos que iría subiendo a la red social le servirían de molde para la novela que ya ideaba en su cabeza. Se sentía libre, ciudadano de un mundo cada día más global. Su primera parada... Buenos Aires, allí tenía a un primo que le daría albergue y le mostraría los primeros secretos de la ciudad. Todo era emocionante, Buenos Aires la soñaba como el París de América Latina, la capital del teatro... tenía que regularse en los gastos. «No me puede pasar lo mismo que cuando hice Inter Rail por Europa, recuerdo que acabé sin dinero y durmiendo en la estación de trenes de Pisa», fue el primer post que escribió aún en el aeropuerto de Barajas.

El día que Lienz se alejaba de España rumbo a Buenos Aires, Alejandro promovió la creación de un grupo temporal de trabajo en Urgencias del hospital para estar actualizados sobre la COVID-19. Esto podría servir de apoyo también al grupo del IdiPAZ si se decidían investigar en este tema. Había vivido la crisis del Ébola y le preocupaba la formación de los médicos. «Urgencias es la puerta del hospital, si aquí no nos preparamos, se puede armar una gorda», comenzó a decir, no sin cierto complejo de alarmista. Mas los datos le iban dando la razón. El número de casos se dispara en China, el gobierno confina a casi todo el país y construye hospitales en tiempo récord. Pero algo desentona, muy pocos fallecidos. ¿Cómo contabilizan los fallecimientos? ¿Están diciendo la verdad? Eran preguntas que se hacía constantemente.

3

EL NUEVO CORONAVIRUS SARS-COV-2, UN ASESINO SILENCIOSO

«Si conoces bien al enemigo y te conoces a ti mismo, no tienes por qué temer el resultado de cien batallas.

Si no conoces al enemigo ni te conoces a ti mismo, sucumbirás en cada batalla».

—SUN-TZU. *EL ARTE DE LA GUERRA*

Como hemos visto en el capítulo anterior, los coronavirus son antiguos compañeros de viaje de nuestra especie. Producen infecciones banales, catarros, resfriados comunes. Pero en este siglo han conseguido provocar enfermedades graves, con altas tasas de letalidad. El SARS en 2003 y el MERS en 2012, fueron avisos que muy pocos supieron interpretar. Entre los que anunciaron el riesgo de una nueva enfermedad por coronavirus, el más destacado fue Ralph Baric, un investigador de la universidad estadounidense de Carolina del Norte, que en 2015 publicó en una revista de gran prestigio un artículo titulado: «Virus de murciélagos similares a los del SARS pueden provocar una enfermedad emergente en humanos». Cinco años después, el mundo ha sido asolado por uno de estos virus y no solo ha dejado un rastro de muertos sino que ha cambiado nuestra forma de vida. ¿Qué vio Ralph Baric que le hizo lanzar esa alerta? ¿Por qué los murciélagos? ¿Qué tiene ese virus que le hace diferente al resto? ¿De dónde viene en realidad y cómo se ha propagado? Intentaremos explicar todo esto en este capítulo para que conozcas al enemigo. En el siguiente capítulo te contaremos cómo funciona nuestro sistema inmunológico. Según el general Sun-Tzu, precisamente el conocimiento nos permitirá prepararnos para ganar todas las batallas que todavía nos quedan por librar.

¿QUÉ ES EXACTAMENTE UN VIRUS?

Un virus es esencialmente un código genético que le permite multiplicarse, protegido en una serie de estructuras como muñecas rusas. Una envuelta que contiene una cápsula, la cual a su vez contiene los genes del virus. Como gráficamente lo describieron en 1977 los biólogos Jean and Peter Medawar, «un virus es un montón de malas noticias envueltas en proteínas».

Aunque el término «virus» aplicado a la informática es muy posterior al biológico, nos ayuda a entender muy bien su naturaleza. Un virus es un paquete de información, un *software* –su código genético– que no puede reproducirse ni transmitirse si no infecta *un hardware*, en este caso un organismo vivo. Hay virus que actúan nada más infectarnos, alterando nuestros diferentes programas. La mayoría son virus sencillos de los que el sistema inmunológico de nuestro ordenador, «el antivirus», se libra fácilmente. Esto sucede con la mayoría de los virus que provocan infecciones agudas como los del catarro común o la gastroenteritis. Otros virus son muy agresivos y pueden, tras infectarnos, destruir nuestro sistema operativo. Son los que provocan enfermedades graves y la muerte, como el virus del Ébola. Por último, algunos virus escapan a la vigilancia de los antivirus y cortafuegos y pueden «ocultarse» en nuestro ordenador, haciéndose «residentes» sin producir grandes daños de manera inmediata. Son virus que nos infectan de manera crónica, como el papiloma, los herpes y los retrovirus. Algunos de estos virus se «despiertan» con determinados estímulos, por ejemplo, la fiebre o el stress, y provocan pequeñas molestias –enlentecen el ordenador– como los virus herpes. Otros, en un momento dado se activan y producen un daño progresivo en el sistema, como el papiloma y otros virus que producen cáncer. Otro virus «residente crónico» es el VIH, el cual destruye progresivamente nuestro sistema operativo y causa el SIDA. Los virus, tanto los informáticos como los biológicos, se transmiten por «contacto», por compartir archivos entre ordenadores o por distintos tipos de relación entre las personas: el aire, aguas contaminadas, el contacto con sangre, mediante relaciones sexuales o por contagio madre-hijo en el embarazo. Y desde que existe internet, los movimientos de mercancías y población, y los viajes *low-cost*, la mayoría de los virus se propagan con mayor rapidez, tanto a ordenadores como a personas. La globalización es el paraíso de los virus, ya sean biológicos o informáticos. Por último, los virus informáticos y biológicos comparten otra característica: siempre se les echa la culpa de todo, a veces injustamente. Si te encuentras cansado o tu ordenador está lento «será por un virus».

¿SON LOS VIRUS SERES VIVOS?

Los virus no son seres autónomos, no pueden sobrevivir ni reproducirse por ellos mismos, son parásitos obligados. Para realizar su ciclo necesitan infectar una célula y utilizar su maquinaria bioquímica para replicar su código genético, sintetizar sus proteínas y producir nuevas partículas víricas que saldrán de la célula e iniciarán un nuevo ciclo infectivo. Un virus no puede existir más que unas pocas horas fuera de un organismo, necesita infectar constantemente para sobrevivir como especie.

Esta dependencia absoluta de infectar una célula y la imposibilidad de sobrevivir de manera aislada e independiente plantea desde hace décadas la pregunta filosófica de si un virus es un ser vivo o no. Los autores de este libro mantenemos largas discusiones sobre este tema, del que tenemos opiniones contrapuestas. Para un físico nuclear devenido inmunólogo, los virus son obviamente macromoléculas complejas desprovistas de vida propia, mientras que para un médico y virólogo entusiasta, los virus son indudablemente seres vivos. No es fácil definir la vida, pero podemos describir sus propiedades. Identidad, memoria genética, reproducción, utilización de los nutrientes para generar energía y crecer, relacionarse con el medio y adaptarse a los cambios, son las funciones que definen la vida. Cada organismo tiene una identidad propia que viene dada por sus genes, una memoria que lo hace diferente de otros seres vivos y lo constituye como especie. Gracias a esa identidad genética, un organismo genera semejantes, es decir, se reproduce, lo cual permite, más allá de la muerte del individuo, la supervivencia de la especie. Todas las células, que son las unidades básicas de la vida, tienen un metabolismo que le permite transformar nutrientes como los azúcares o las grasas en energía y construir los ladrillos que formarán sus estructuras: ácidos nucleicos, proteínas y lípidos. Los seres vivos, desde las formas unicelulares más primitivas hasta los organismos más complejos, se relacionan entre ellos y con su medio, tienen mecanismos de reconocimiento y reacción, desde receptores celulares hasta órganos de los sentidos. Por último, la vida evoluciona, todos los organismos vivos cambian para adaptarse a un medio en constante transformación. Los virus tienen identidad genética, se reproducen, se relacionan con su entorno y evolucionan para adaptarse de una manera extremadamente sofisticada a los organismos y células que infectan. Los virus carecen de una única propiedad, no tienen un metabolismo propio. Por eso necesitan parasitarnos, para utilizar el metabolismo de nuestras células, nuestra maquinaria y nuestra energía para replicarse y generar nuevos virus. Os dejamos decidir si en vuestra opinión los virus son o no seres vivos, organismos inteligentes o venenos macromoleculares sofisticados.

Estructura y genética de SARS-CoV-2

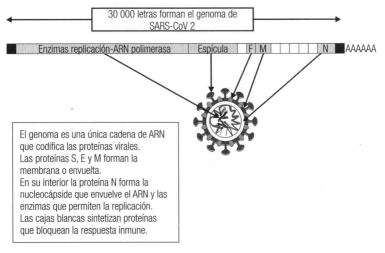

Figura 3.1. Estructura y genoma del SARS-CoV-2.

Como la mayoría de virus, SARS CoV-2 está formado por una envuelta externa compuesta por una membrana similar a la membrana celular, que incorpora una serie de proteínas propias, entre ellas la espícula o *spike*, también conocida como proteína «S». En el interior de esa membrana hay un segundo compartimento, la cápside, que contiene y protege el mensaje genético del virus, formado por una única molécula de ARN, su genoma (figura 3.1). El genoma de los coronavirus es el más grande de los virus ARN conocidos y es un «texto» de 30 000 caracteres, más o menos similar a la extensión de este capítulo. El ARN tiene un alfabeto de solo cuatro letras: A, C, G, U que combina para, a partir de textos bastante aburridos, construir su «libro de instrucciones». En este libro se explica cómo sintetizar los tres tipos de proteínas que necesita. En primer lugar, las proteínas estructurales, es decir, los ladrillos que formarán la cápside y la envuelta. La arquitectura del coronavirus la construyen cuatro proteínas, la nucleocápside (N) y tres proteínas en la membrana (E, M y S). Las enzimas son proteínas con actividad «copia, corta y pega». Los coronavirus codifican dos tipos de enzimas, las polimerasas y las proteasas. La polimerasa viral es un complejo que actúa como una fotocopiadora molecular que replica el mensaje genético haciendo miles de copias de las 30 000 «letras» de su genoma. Las proteasas «tunean» las proteínas estructurales y «ensamblan» sus componentes para construir las partículas víricas. Por último, los genes virales codifican por otras proteínas denominadas «accesorias» que le permiten adaptarse a la célula y «escapar» de la respuesta inmunológica. Lo que ese código genético no sintetiza son las factorías que realizan la síntesis de todas esas proteínas. Como hemos explicado, los virus dependen de manera absoluta de la maquinaria celular que «secuestran» para utilizarla en su propio beneficio y multiplicarse.

LA ESPÍCULA DE CORONAVIRUS. UNA PROTEÍNA DIABÓLICA

Las proteínas que forman las envueltas virales son probablemente las más sofisticadas. Dichas proteínas son las «llaves» que tienen que encajar en las «cerraduras» representadas por los distintos receptores celulares. El tropismo viral, definido como la capacidad de un virus para infectar una célula, depende de la capacidad de su envuelta, en este caso de la proteína de la espícula, también llamada *spike* o «proteína S», para interaccionar con un receptor determinado. En el caso de SARS-CoV-1, el virus causante del SARS, y SARS-CoV-2, el que ha generado la pandemia COVID-19, el receptor es la proteína ACE2. Para conseguir el salto interespecie y poder infectar nuestras células, las envueltas de SARS-CoV-1 y SARS-CoV-2 se han adaptado a nuestro receptor ACE2. Pero la unión a ACE2 no es suficiente para entrar en la célula. Una vez que la llave se introduce en la cerradura, tenemos que girarla para abrir la puerta. Y eso lo hacen otras proteínas de la célula, llamadas proteasas. Estas proteasas son «unas tijeras» moleculares que cortan la espícula una vez se ha introducido en la cerradura del receptor y permiten que la puerta de la membrana celular se abra. Para SARS-CoV-1 y SARS-CoV-2 esa proteasa de nombre impronunciable se llama TMPRS22. De momento, nos quedamos con el mensaje de que para que una célula sea infectada por estos coronavirus tiene que expresar las dos proteínas, ACE2 y TMPRS22.

Como hemos dicho, tanto SARS-CoV-1 como SARS-CoV-2 tienen como receptor la molécula de ACE2, pero las *spikes* de estos virus son muy diferentes (figura 3.2). Entender estas diferencias es un poco duro, pero muy importante para comprender cómo funciona el virus que causa la actual pandemia.

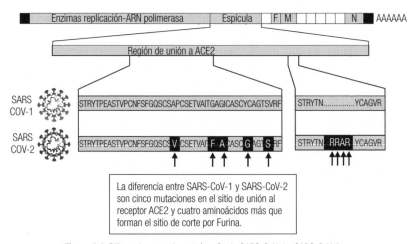

Figura 3.2. Diferencias entre la proteína «S» de SARS-CoV-1 y SARS-CoV-2.

La primera gran diferencia se sitúa en la zona de unión al receptor, denominada «región RBD». En este dominio, la envuelta de SARS-CoV-2 tiene cinco mutaciones respecto a SARS-CoV-1. El que haya tantos cambios revela que SARS-CoV-2 no deriva de SARS-CoV-1, sino que se trata de un virus con un origen distinto. SARS-CoV-2 ha encontrado una nueva combinación, no es una llave mejorada a partir de la de SARS-CoV-1, sino una llave diferente para abrir la puerta ACE2. Esta nueva llave es mucho más eficaz para unirse al receptor. El segundo cambio es todavía más llamativo y supone la inserción de un fragmento de cuatro letras -PRRA- que es cortado por otra proteasa celular –esas tijeras moleculares que giran la llave– que se llama Furina. Cuando se produce dicho corte, la proteína de SARS-CoV-2 se vuelve más infectiva y aumenta su virulencia. La Furina es una proteasa que expresan muchas células y probablemente eso permite a SARS-CoV-2 infectar con mucha eficacia tipos celulares que su predecesor SARS-CoV-1 no puede invadir. La consecuencia final es que respecto a SARS-CoV-1, la proteína «S» de SARS-CoV-2 se ha transformado en una nueva llave mucho más eficaz, lo que probablemente explica la enorme capacidad infectiva de este virus.

LA POLIMERASA VIRAL, UNA FOTOCOPIADORA GENÉTICA CASI PERFECTA

Las polimerasas son proteínas cuya misión es copiar. Leen un «molde» o texto genético y fabrican copias del mismo. Se nombran según la composición del molde y de la copia. Como nuestro genoma está formado por ADN, las proteínas que lo replican se llaman polimerasas de ADN. Sin embargo, el genoma de los coronavirus está formado por ARN y nuestras células no tienen enzimas que lean el ARN para replicarlo. Eso obliga a los virus ARN a llevar incorporada su propia «fotocopiadora», que se llama ARN polimerasa. Las ARN polimerasas tienen una diferencia muy importante respecto a las polimerasas de ADN, y es su tasa de error. Cuando una célula se divide, ha de duplicar su mensaje genético mediante la acción de las ADN polimerasas celulares. Estas enzimas tienen que ser muy precisas porque nos interesa que la copia de los 3000 millones de letras que llevan las instrucciones de funcionamiento de nuestras células no contenga errores. De no ser así, se introducen mutaciones, cambios en el ADN que pueden alterar la función de nuestras células. Por eso las polimerasas de ADN se equivocan muy poco, cometen un error de lectura cada cientos de millones de letras copiadas. Esta precisión es posible porque tienen mecanismos de «corrección de errores». Vuelven a «repasar» el texto que han escrito de manera obsesiva para asegurarse de que todo se ha copiado correctamente. Por el contrario, las ARN polimerasas que utilizan los virus para copiar su genoma no tienen este mecanismo y se «equivocan» en una de cada diez mil letras copiadas. Esto les permite generar virus mutantes, diferentes, de manera continua, lo cual tiene una ventaja y un inconveniente. El inconveniente es que cuando un virus ARN se replica, genera muchas variantes defectivas, con mutaciones que no le permiten sobrevivir. Pero la ventaja es que algunas mutaciones le son favorables para sobrevivir si cambia el ambiente. Por ejemplo, si se trata una infección con un antiviral, su capacidad de mutación le permite generar virus resistentes al fármaco. En ocasiones, como vimos con el virus de la gripe de 1918, la mutación genera variantes más agresivas; en otros escenarios, virus más atenuados, menos agresivos, o virus que se propagan mejor. Pero los coronavirus son una excepción. Son los únicos virus ARN cuya polimerasa tiene capacidad de «corrección de errores», por lo que copian su genoma con mucha precisión. Introducen mutaciones, pero en un nivel muy bajo. Esto tiene ventajas para nosotros. Estamos más protegidos de que surja una variante más agresiva, y cuando consigamos una vacuna, será eficaz frente al coronavirus varios años, no como la vacuna de la gripe que nos obliga a vacunarnos todos los años porque el virus de la gripe cambia de un año para otro. Pero también tiene inconvenientes. A diferencia de otros virus, es más difícil que genere variantes menos virulentas que le lleven a desaparecer o a volverse inofensivo. La estabilidad genética le permite mantener las propiedades que le hacen un asesino silencioso: el alto grado de infección, la transmisión a partir de sujetos sin síntomas, su letalidad en poblaciones de mayores. Esto probablemente no va a cambiar.

LAS PROTEÍNAS NO ESTRUCTURALES. VIRULENCIA Y ESCAPE INMUNE

Cuando un virus ARN infecta una célula, su objetivo final es multiplicarse de manera masiva. Pero nuestras células tienen mecanismos internos que le permiten detectar la infección y activar sistemas que destruyen los virus invasores. Para que un virus tenga éxito debe poseer mecanismos que anulen los sistemas de defensa celular. Como veremos en el siguiente capítulo, el mecanismo más potente que nos protege de los virus es el interferón. Para poder infectarnos, todos los virus que tienen éxito en esta misión necesitan neutralizar el interferón a distintos niveles mediante lo que denominamos «mecanismos de escape». Al ser SARS-CoV-2 un virus nuevo, el papel de sus genes en el escape al interferón es objeto de una intensa investigación en el momento actual. Pero a partir de los estudios preliminares y del conocimiento de otros coronavirus, como los causantes del SARS y del MERS, sabemos que las proteínas M, E y muchas de las proteínas sintetizadas por los genes accesorios bloquean este proceso. Algunas proteínas ocultan el genoma del virus a los mecanismos de detección intracelulares. Otras proteínas neutralizan tanto la producción de interferón como los mecanismos antivirales que pone en marcha. Utilizando el símil bélico al que los virólogos somos tan aficionados, SARS-CoV-2 ha desarrollado armas para atacar nuestras defensas. Como los aviones espía, vuela bajo, ocultándose del radar antivirus de nuestras células. Bloquea las comunicaciones del estado mayor antivirus –el interferón– que no puede activar las defensas y neutraliza con sus misiles las proteínas antivirales que el interferón induce.

EL CICLO BIOLÓGICO DEL CORONAVIRUS EN LA CÉLULA

Con estos elementos podemos entender cómo es el proceso de infección de una célula por el virus (figura 3.3).

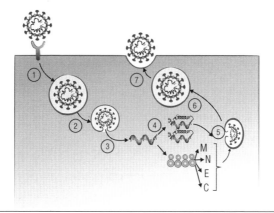

1. El virus se une al receptor y entra en la célula en una vesícula.
2. Fusiona su membrana con la membrana de la vesícula.
3. El ARN pasa al citosol de la célula.
4. El ARN fabrica proteínas con la maquinaria celular y se replica con su polimerasa.
5. Las proteínas y el ARN se ensamblan.
6. Viajan hacia la membrana celular en una vesícula.
7. El virus sale de la célula.

Figura 3.3. Ciclo celular del SARS-CoV-2.

SARS-CoV-2 va a unirse a las células que expresan su receptor, el ACE2. Tras la unión, las proteasas de la superficie de la célula -TMPRS22 o Furina- permiten la entrada del virus en la célula. Imaginaos la espícula como una navaja con la hoja plegada que se une al receptor ACE2. Lo que hacen las proteasas es desplegarla y clavarla en la membrana celular, que se fusionará con la membrana del virus como se fusionan dos gotas de aceite. Este proceso puede producirse en la superficie de la célula o tras la entrada del virus unido a ACE2 por un proceso denominado «endocitosis». El virus necesita dos proteínas para entrar en la célula, ACE2 siempre, pero puede elegir entre TMPRS22 o Furina para realizar la fusión. Y esta propiedad nos preocupa mucho porque al poder utilizar la Furina como proteasa de fusión es posible que el SARS-CoV-2 pueda infectar más tipos celulares y con mayor eficacia que su primo SARS-CoV-1.

Una vez dentro de la célula, la cápside viral se rompe. El genoma del virus y sus proteínas se ponen a trabajar. Las polimerasas replicarán el ARN creando miles de copias que serán transformadas en proteínas por las factorías celulares. Las proteasas virales ayudarán a ensamblarlas en nuevas partículas. Este es un proceso muy rápido y muy agresivo. En doce horas se producirán del orden de decenas de miles de virus en una única célula infectada que serán liberados al exterior para infectar otras células diana. Una auténtica «reacción en cadena». Simultáneamente a la ocupación y dominación de la célula por el virus, las proteínas estructurales y accesorias bloquean los mecanismos de defensa mediados por interferón, el gran comandante que nos protege de las infecciones virales.

Pero quizás el aspecto más fascinante y a la vez más terrible de los virus sea que no se limitan a parasitar las células infectadas. Como en las películas de «Zombies», los virus las modifican, cambian su conducta. La célula no solo deja de producir sus propias proteínas y pone sus factorías al servicio del virus. Además, las células infectadas se alteran «mentalmente» y hacen cosas raras. En cierta forma, los virus vuelven a nuestras células «esquizofrénicas», les envían mensajes, y esas «voces» les dan órdenes que alteran su conducta normal. Ponen en marcha lo que denominamos «programas de expresión genética» alterados. La infección por el coronavirus bloquea la expresión de algunos genes y activa otros. Bloquea las defensas de nuestras células, en particular el sistema del interferón, pero activa genes que expresan proteínas inflamatorias que, como veremos, juegan un papel muy importante en la COVID-19. El virus infecta nuestras células con un plan muy bien definido en sus genes: invadirla, bloquear sus mecanismos de defensa, utilizarla para producir su descendencia, activar la producción de sustancias que le servirán para atacar otras células. Y cuando todos estos objetivos se han cumplido, después de esclavizarla y volverla loca, la destruyen. Por eso los virus, a la vez que nos parecen fascinantes, nos dan tanto miedo.

ORIGEN DEL NUEVO CORONAVIRUS

Este es el apartado que más ríos de tinta ha hecho correr durante los meses de la pandemia. Reúne todos los ingredientes para desatar todas las teorías de la conspiración: un virus con nombre de rey, que viene de China, de una ciudad donde hay un laboratorio de investigación sobre estos virus, que ha destruido la economía mundial, que mata a los ancianos y cuya vacuna va a generar beneficios multimillonarios. Y por si fuera poco, dicen que se ha generado en un animal siniestro como el murciélago. Hasta los antivacunas se han movilizado, cuando ni siquiera tenemos una vacuna. En este apartado queremos explicar, con los datos de que disponemos, el origen del SARS-CoV-2 (figura 3.4) y cuáles son las evidencias de que este virus no ha sido generado en un laboratorio. Quedan muchas preguntas abiertas, pero este virus es un paradigma que reúne todos los elementos de las grandes epidemias, las que han sucedido desde hace miles de años y las que todavía nos esperan. Creednos, la mejor novela es la realidad científica, pero no es fácil explicarlo.

EL ORIGEN ZOONÓTICO DE SARS-CoV-2, CERTEZAS Y DUDAS

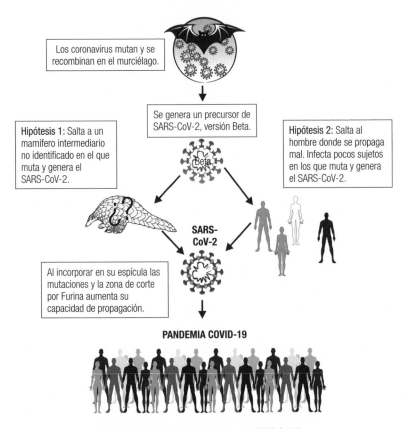

Figura 3.4. Hipótesis sobre el origen de SARS-CoV-2.

Como el resto de infecciones por coronavirus, la COVID-19 es una zoonosis y sus hospedadores originales son los roedores y los murciélagos. Pero es importante que diferenciemos el origen evolutivo del origen epidémico. El origen evolutivo intenta comprender los mecanismos por los que este coronavirus se ha generado y adaptado a nuestra especie. En cambio, el epidémico se propone establecer las conexiones que han llevado a la transmisión del virus a los humanos y los cambios y circunstancias que han permitido su expansión en nuestra especie. El origen evolutivo del SARS-CoV-2 está, sin duda, en los murciélagos. Roedores y murciélagos son considerados las especies que albergan más virus potencialmente transmisibles al hombre. Y sin embargo, lo que conocemos es probablemente la punta de un iceberg sumergido. De los virus secuenciados en murciélagos, el que más se parece al SARS-CoV-2 es una variante idéntica en un 96 % de su código genético denominada RaTG103. Este virus es una prueba de que el origen evolutivo está en el murciélago. Pero RaTG103 no es el origen epidémico de la COVID-19, porque la región de su envuelta que se une al receptor humano es muy diferente. Recordemos que para que se produzca el salto interespecie es esencial que el virus de origen pueda infectar células humanas. El origen epidémico debe ser un virus muy parecido a la espícula de SARS-CoV-2. Recordad también que SARS-CoV-2 se caracteriza por tener una secuencia no descrita previamente en la región RBD, la «llave» que se une al receptor, y una pequeña zona que puede ser cortada por la Furina. En el pangolín malayo, un mamífero con escamas, ilegalmente importado en la región de Wuhan, se ha identificado un coronavirus procedente del murciélago que tiene la misma región RBD, pero no la zona de corte por Furina. Esta diferencia descarta al pangolín como origen epidémico de la COVID-19. Sin embargo, se ha encontrado en murciélagos otro coronavirus denominado RmYN02, que sí tiene la región de corte por Furina, pero no la región RBD de SARS-CoV-2. Este virus no infecta células humanas, pero nos enseña que en la naturaleza hay coronavirus poseedores de esta región tan peligrosa para nosotros.

¿Cómo se genera esta enorme diversidad en la familia de coronavirus en especies de murciélagos? La variabilidad viral se produce mediante dos mecanismos, la mutación y la recombinación. La mutación es el «error» que se produce durante la copia por la ARN polimerasa viral. Como hemos dicho, la tasa de mutación de los coronavirus es baja porque su polimerasa es obsesiva y revisa los textos copiados para ver que no hay ningún error. Pero a pesar de esa relectura, se introducen mutaciones que generan variantes virales, como estamos viendo en la epidemia actual en que los virus van cambiando con el tiempo. El otro mecanismo de variabilidad es la «recombinación» genética. Si una célula es infectada por dos virus de la misma familia, en la copia de sus genomas las polimerasas pueden «saltar» de uno a otro y generar variantes que combinen genes de ambos virus. En cierta manera la recombinación es un mecanismo que «baraja» los genes. Sería potencialmente posible que en el murciélago «cero» infectado con los coronavirus que saltaron al pangolín y el RmNY02 se generara un virus que combinara la región RBD del primero y el dominio de corte por Furina del segundo. ¡Ya es casualidad y mala suerte! –dirás–. Pero no es cuestión de suerte, sino de oportunidad y probabilidad. Sin realizar análisis exhaustivos, se han encontrado murciélagos que albergan más de cien virus diferentes, de los que media docena son coronavirus. Estas recombinaciones entre virus de la misma especie se están produciendo constantemente y es probablemente la fuente más importante de variabilidad para un virus ARN que carece de una elevada tasa de mutación. Los murciélagos son auténticas «cocteleras moleculares» de coronavirus. La combinación de ambos mecanismos, recombinación y mutación, explican la enorme diversidad de la familia Coronavirus. La búsqueda de nuevos coronavirus, tanto en murciélagos como en las especies de mamíferos que se vendían en el mercado de Wuhan, darán con una variante que esté muy próxima de las características de SARS-CoV-2. Probablemente es cuestión de tiempo.

Todo lo anterior explicaría el origen evolutivo. Pero la pregunta más importante es saber cómo llegó ese virus recombinante a nuestra especie. No están documentadas las infecciones directas de coronavirus del murciélago al hombre, aunque sí de otros virus como el de la rabia, del que nuestro «bat-murciélago» es también portador.

Las infecciones previas por coronavirus, tanto catarrales como el SARS y el MERS, tienen su origen evolutivo en murciélagos o roedores, pero el origen epidémico está en otros animales. La civeta para el SARS y el camello para el MERS son las especies intermediarias desde la que estos coronavirus saltaron desde el murciélago al hombre. No debemos olvidar que el escenario de la infección viral es siempre dinámico y que los virus no dejan de evolucionar. Por eso es probable que en la especie intermediaria el virus que salta desde el murciélago genera, por procesos de mutación, variantes que aumentan poco a poco su capacidad para infectar células humanas.

Recordemos los pasos para generar una epidemia vírica: mutación en la especie original, salto interespecie a otro huésped con el que hay una relación estrecha, adaptación en la nueva especie, salto intraespecie, mecanismos de propagación e ignición epidémica. Los virus no pierden la oportunidad; ellos se ocupan de mutar y recombinarse. El hombre hace el resto: cría distintas especies animales en las mismas granjas, los vende en los mercados de animales vivos, donde podemos ver murciélagos, civetas, pangolines, perros y serpientes, en jaulas una sobre otra. El escenario perfecto para que los saltos entre especies se produzcan y en esos animales intermedios los virus muten y se adapten para infectarnos.

En el caso de SARS-CoV-2, no conocemos cuál es el animal intermedio que fue infectado por el virus del «murciélago cero». Sin embargo, Ralph Baric, uno de los mayores expertos en coronavirus, no descarta que el salto pueda producirse directamente del murciélago al hombre. Existirían dos hipótesis que a continuación examinaremos.

SELECCIÓN DE SARS-CoV-2 EN EL HUÉSPED INTERMEDIO DESPUÉS DEL SALTO ZOONÓTICO DESDE EL MURCIÉLAGO

En esta alternativa, el virus original, que vamos a llamar «SARS-CoV-2 versión de prueba o versión beta», habría saltado desde el murciélago a un animal intermedio todavía desconocido. En este huésped habría experimentado un proceso de mutación en su espícula hasta adquirir las características de SARS-CoV-2. El hecho de que en el pangolín se haya generado un dominio de interacción con el receptor ACE2 similar al SARS-CoV-2 nos indica que esta selección es posible y se produciría por mutaciones sucesivas en este animal intermedio. Para eso son necesarias dos condiciones: una colonia numerosa de animales infectados para que se dé la probabilidad de que estas mutaciones se produzcan, y que el receptor ACE2 del huésped intermediario sea idéntico al humano. De alguna manera, el virus «SARS-CoV-2 versión de prueba» que salta desde el murciélago, se «entrena» en el nuevo huésped hasta que adquiere las mutaciones que facilitan un nuevo salto interespecie, esta vez hasta el hombre. El que muchos de los casos descritos en el brote inicial estuvieran relacionados con el mercado húmedo de Wuhan apoyaría esta hipótesis.

SELECCIÓN DE SARS-CoV-2 EN EL HOMBRE DESPUÉS DEL SALTO ZOONÓTICO

En este escenario, la variante «SARS-CoV-2 versión de prueba» habría pasado al hombre. El animal de origen podría haber sido el propio murciélago o un huésped intermedio. En el hombre se habría adaptado progresivamente, quizás adquiriendo el dominio de corte por Furina, para realizar el salto intraespecie con gran eficacia. En esta hipótesis, el predecesor «SARS-CoV-2 versión de prueba» inicialmente poco transmisible e inofensivo, se habría tuneado y optimizado en nuestra propia especie de manera silenciosa porque probablemente no daba síntomas o producía síntomas similares a los de otra enfermedad. Mediante la infección humana en pequeñas cadenas de transmisión a lo largo de meses, habría adquirido las mutaciones necesarias para generar la variante de SARS-CoV-2 definitiva que ha provocado la COVID-19. Si esto ha sucedido, entonces el «SARS-CoV-2 versión de prueba» ha estado circulando desde hace meses en la población de Wuhan sin ser detectado. De hecho, en el mes de octubre de 2019 se celebraron en Wuhan unas «olimpiadas militares» y al regresar a sus países de origen, muchos atletas sufrieron cuadros gripales y respiratorios. ¿Se infectaron por el precursor de SARS-CoV-2? Es imposible saberlo, pero es una posibilidad.

A favor de que el salto se produjo directamente desde el murciélago, está la observación de que un 3 % de las poblaciones rurales chinas tienen anticuerpos frente a coronavirus, sin ningún síntoma de infección. El hecho de que no todos los casos iniciales, infectados por la misma variante de SARS-CoV-2, estuvieran relacionados con el mercado de Wuhan apoyaría también esta posibilidad.

LA TEORÍA DE LA FABRICACIÓN EN UN LABORATORIO DE CIENTÍFICOS MALVADOS

Siempre que aparece un virus nuevo viene asociado a un laboratorio secreto donde se fabrican virus letales. Quienes hemos vivido la pandemia de SIDA conocemos especialmente bien estos movimientos «conspiranoicos». El VIH fue «creado» en un laboratorio del desierto de Arkansas por Ronald Reagan para acabar con el movimiento gay; en los sótanos del Vaticano, donde hay un laboratorio de alta seguridad biológica, para acabar con los drogadictos, o en las instalaciones secretas de una compañía farmacéutica. «Lo sé de buena tinta, me lo ha dicho un alto cargo». Estos individuos y grupos organizados serían hasta divertidos si no resultaran tan perjudiciales para la salud, física y mental, de la sociedad. El problema surge cuando personas con cierto prestigio se suman a estas teorías, como sucedió en la pandemia de VIH con los autoproclamados «disidentes». Entre estos se encontraban el académico Peter Duesberg y el premio Nobel Karl Mullis, inventor de la PCR que paradójicamente contribuyó a diagnosticar la infección por el VIH, que según él no existía. No podemos olvidar que siguiendo las consignas de estos individuos que aseguraban que «el VIH no causa el SIDA», el gobierno sudafricano negó la medicación durante años a los pacientes infectados por el VIH. Incluso a las madres embarazadas que dieron a luz niños infectados. Se estima que más de tresciental mil personas murieron por no recibir tratamiento hasta que el tribunal supremo de Sudáfrica obligó al gobierno a facilitarlo. Por eso no podemos dejar de denunciar los bulos y las mentiras, especialmente en el ámbito de la salud, donde son especialmente nocivos. Siempre con argumentos y con el lenguaje de la ciencia.

En el caso del SARS-CoV-2, tenemos, además, un precedente curioso. En 1981, un autor norteamericano, Dean Koontz, publicó una novela de ciencia ficción *Los ojos de la oscuridad*, en que describe la síntesis de un arma biológica en los laboratorios RDNA en las afueras de la ciudad de Wuhan, en China. El virus denominado «Wuhan 400» mata al 100 % de los infectados en 24 horas. Afortunadamente, no tiene nada que ver con el coronavirus, pero durante semanas las redes ardieron diciendo que el libro era una profecía y que el virus era artificial. Entre los «conspiranoicos» de COVID-19 también tenemos el honor de contar con un premio Nobel. Ni más ni menos que el Dr. Luc Montagnier, descubridor del virus del SIDA. El Dr. Montagnier sostiene, sin pruebas, que SARS-CoV-2 es un virus artificial fabricado en un laboratorio. Afirma que contiene secuencias del VIH, lo que indica que ha sido construido por el hombre. Las secuencias del VIH a las que se refiere son sucesiones muy cortas de ARN que no codifican nada. Para explicarlo, imaginad dos libros, *El Quijote* y *Cien años de Soledad*. En ambos libros, en un momento dado aparece la palabra «caballo». ¿Quiere esto decir que Gabriel García Márquez plagió parte de *El Quijote* para escribir *Cien años de Soledad*? Pues el mismo significado tiene encontrar 10 letras compartidas por el VIH y SARS-CoV-2 en un texto de 30 000 caracteres.

Pero vayamos a la pregunta importante. ¿Es posible que SARS-CoV-2 haya sido fabricado en un laboratorio? La respuesta es la misma que cuando se nos pregunta si el virus del SIDA fue creado en un laboratorio. «Ojalá fuera así, porque si hubiéramos sido capaces de diseñar un virus de estas características, seríamos capaces de diseñar un antivirus que acabara con él». De lo que te hemos contado en este capítulo, un poco duro, lo sabemos, esperamos haberte transmitido que SARS-CoV-2 no se parece a ningún coronavirus conocido. No es un derivado artificial a partir de SARS-CoV-1. Si el virus hubiera sido generado en el laboratorio, sería introduciendo mutaciones sobre el esqueleto de otro coronavirus conocido y esto se reconoce inmediatamente. SARS-CoV-2 es un virus diferente, y solo después de descubrirlo hemos podido encontrar en el murciélago o el pangolín algunos virus con características similares, pero no idénticos. El hecho de que en el pangolín se hayan seleccionado las mutaciones en el dominio RBD, es una prueba de que este es un proceso generado en la naturaleza, no un procedimiento artificial. Como hemos contado en este capítulo, hay muchas cosas que desconocemos del origen de SARS-CoV-2. No hemos localizado el «SARS-CoV-2 versión de prueba», ni el «murciélago cero», y lo más importante es que desconocemos el animal intermediario donde se ha producido la selección de SARS-CoV-2. Algo esencial para estudiar los virus existentes en esa especie y poder predecir la próxima pandemia de coronavirus.

LA TEORÍA DE LA FUGA DE UN LABORATORIO DE BIOSEGURIDAD

Esta es una posibilidad difícil de descartar absolutamente. De hecho, se han producido escapes de virus de laboratorios. El más grave sucedió en la ciudad alemana de Marburg en 1967, donde una serie de trabajadores de la compañía Behring se infectaron por un virus similar al Ébola y algunos murieron. El virus no se manejaba en el laboratorio, se encontraba en unos monos importados desde Uganda que padecían la infección. Se infectaron 25 trabajadores que transmitieron el virus a seis personas externas. Un total de siete fallecieron. Afortunadamente el brote pudo contenerse, pero a partir de este caso, el manejo de muestras de primates debe estar certificado como libre de virus patógenos.

En el año 2004, en la ciudad de Wuhan se produjo el escape del virus causante del SARS de un laboratorio de bioseguridad. Dos científicos se infectaron en el laboratorio y afortunadamente no se extendió la infección pero el gobierno chino ocultó el accidente durante un mes.

En el Instituto de Virología de Wuhan se estudia el SARS y enfermedades por coronavirus, por lo cual se trabaja con virus obtenidos de murciélagos. Este grupo es dirigido por la Dra. Zhengli, también conocida como «Batwoman», con una gran experiencia y prestigio en el campo, y a quien se le encargó aislar y caracterizar el virus causante de los casos de neumonía detectados en diciembre de 2019 en Wuhan. En declaraciones a la revista Scientific American, al identificar que el causante de la infección era un coronavirus, ella misma se preguntó si podría tratarse de un virus escapado de su laboratorio. Sin embargo, la secuenciación demostró que se trataba de un nuevo coronavirus, muy diferente a todos los conocidos.

Esta anécdota nos revela que el riesgo de escape de un virus peligroso de un laboratorio de bioseguridad no puede descartarse absolutamente. Por ese motivo, las medidas de seguridad cuando se trabajan con virus de nivel 3 o 4 son muy rigurosas, debido al riesgo, no solo del personal que trabaja con esas muestras, sino del entorno. Con las medidas actuales es muy difícil que un virus de nivel 3 se «escape» de un laboratorio, pero un error humano siempre puede producirse. Para evitar esta posibilidad, todas las medidas y protocolos que manejamos establecen mecanismos para controlar ese error humano en el caso de que ocurra.

Estos son los enemigos a los que nos enfrentamos y que no dejan de sorprendernos. Como hemos visto, SARS-CoV-2 es un virus nuevo y diferente de los coronavirus conocidos. Los cambios en la espícula son los más sorprendentes y, por sus características, le hacen un virus muy infeccioso. Es la proteína que primero hemos estudiado por su importancia para el desarrollo de vacunas, pero el resto de genes y las proteínas que sintetiza SARS-CoV-2 tienen también cambios significativos respecto a SARS-CoV-1 y nos permitirán conocer mejor los mecanismos de escape y virulencia de este nuevo virus. El hecho de que en los últimos 20 años hayamos tenido tres epidemias de coronavirus por virus muy diferentes indica que los coronavirus están realizando numerosos saltos. La COVID-19 es la última consecuencia fatal de uno de muchos saltos interespecie. Debemos adelantarnos a la emergencia de nuevas epidemias, que pueden ser incluso más agresivas si se llegara a combinar la infectividad de SARS-CoV-2 con la letalidad de SARS-CoV-1, que es diez veces superior.

«Buenos Aires merece la pena vivirla», escribía Lienz desde Argentina. Se le notaba pletórico, lleno de energías. Constantemente subía fotos de lugares emblemáticos y suyas con ropas ligeras. «Me quiero comer todo el teatro así, a bocados», era su post nocturno junto a una foto suya simulando que se comía la entrada para un espectáculo. Pero ya sabemos que Facebook no es el reflejo de la vida real. El viajero de las redes seguía de cerca lo que estaba ocurriendo en China. De vez en cuando preguntaba a un amigo enfermero que conocía del gimnasio cómo veía la situación y si pensaba que afectaría a España. «Es una gripe», siempre la misma respuesta. Mientras subía una historia sobre el barrio de Palermo, su Soho, los parques del Rosedal y aledaños, Lienz se mantenía alerta para detectar un estornudo demasiado cercano. Muchas fueron las ocasiones en que rechazó invitaciones a los boliches[1] de moda de su primo y sus amigos. Imaginaba el sitio lleno de virus al asecho. Pensó que no merecía la pena seguir el viaje, no lo estaba disfrutando. Luego recapacitó y se dijo: «Es una gripe». Decidió seguir su viaje. Próxima estación: Río.

Para entonces, Alejandro estaba seguro de que «aquello» venía para Europa. En Urgencias se empiezan a llenar las salas de espera con pacientes de origen chino que presentaban afectaciones respiratorias de poca gravedad. La mayoría había regresado recientemente de China. Se dan situaciones graciosas. Algunas personas vienen porque tienen miedo de haberse contaminado al tocar un pasaporte chino. Un señor aseguraba tener el virus porque ha visto un chino de cerca, aunque no tiene síntomas. Otro vacila al entrar en consulta porque el médico tiene rasgos asiáticos. «En Urgencias lo tomamos a broma, pero estos comportamientos preocupan», contaba Alejandro a unos amigos por WhatsApp.

Llega febrero y el norte de Italia explota. «La cosa va en serio», les comenta Alejandro a sus colegas del grupo de investigación del IdiPAZ. Luego se arrepiente al recordar que el jefe de grupo es un hipocondriaco de libro, de esos que en tiempos de calma virológica se lava las manos treinta veces al día y siempre abre las puertas del hospital usando los codos. «Todo un previsor», bromeaba Alejandro

---

1. Nota de los autores: Boliche es para los argentinos discoteca. Un sitio para bailar.

tiempo después. Urgencias se llena de pacientes con síntomas, que han estado en Italia. Se plantea la expansión del servicio, dos salas se pueden quedar pequeñas. «Todavía hay escepticismo para tomar medidas», comenta Alejandro en un chat de WhatsApp que crea con el hipocondríaco de investigación, una farmacéutica que compite con el investigador en niveles de hipocondría y Paloma, la subdirectora del IdiPAZ y directora del Biobanco, una psicóloga devenida especialista en bioestadística de mirada serena; todos amigos. Alejandro se enfada porque tiene que pedir permiso a epidemiología cada vez que ordena una PCR. «La burocracia nos matará», fue su mensaje luego de comentarlo en el grupo. Todos las PCR dan negativas. «¿Estará funcionando?», pensó Alejandro. Dos días después le queda claro que la prueba funciona, corre la segunda mitad de febrero y reportan el primer paciente positivo. Se cambian los protocolos, ya no es necesario pedir autorización para ordenar una PCR. «Los casos se amontonan, esto va a ser como Italia», fue su mensaje, que despertó un tsunami de preguntas y conjeturas en el chat.

La estancia de Lienz en Río no fue placentera. En el aeropuerto Santos Dummont le preguntaron varias veces si había estado en China, cosa que negó argumentando sus verdaderos orígenes. Se alojó en la casa de Vivian y Pepe, dos científicos cubanos que llevaba siglos sin ver. Vivian no paraba de hablar y Pepe la acompañaba a buen ritmo. Lienz seguía absorto, más pendiente de las noticias que llegaban de Europa que de lo que ofrecía la ciudad. «Compadre, cambia el careto que pareces estar en un funeral… esto es Río, con sus mulatas, bueno, para ti sus mulatos», le decía Pepe en un acento tan cubano, tan de Camagüey, que parecía no haber salido nunca de la Isla Metafórica. Lienz sonreía e intentaba disfrutar de aquello que tanto había planificado y ahora estaba echando a perder. Acto seguido se estresaba cuando Pepe tosía. «Es el tabaco, ya se lo he dicho mil veces», aclaraba Vivian en su habitual tono suave de voz. Lienz estaba hecho un mar de dudas. Desde España algunos amigos lo instaban a interrumpir el viaje y regresar a Madrid. Luego de meditarlo y hablarlo con Pepe, resolvió seguir con el programa, pero le pidió a Vivian que le comprara un termómetro para llevárselo. *Hizo las maletas y se dirigió al aeropuerto para tomar su siguiente avión planificado, rumbo a Ciudad de México. En el control de pasajeros nuevamente le preguntaron de dónde era.* «La señora que le correspondía sentarse a mi lado pidió un cambio de asiento, cuando lo logró, le comenté que era cubano y vivía en Madrid», fue el último post de Lienz desde el avión en Río. Omitió la respuesta: «De Europa, peor me lo pones».

A finales de febrero la situación ya era crítica. Alejandro describe las Urgencias como un caos. «No damos abasto», fue su único mensaje en 24 horas. Por mucho que aumentan el número de sitios para atender pacientes, siguen faltando. El servicio de Urgencias se vuelca en pleno con la epidemia. Los turnos se doblan y se triplican. Alejandro consigue meter al hospital en una red europea para registrar todos los pacientes. Él y otro médico se turnan para hacerlo cada día. Solo aguantan dos, al tercero, la asistencia a los enfermos los desborda. «¿Cómo va todo?», le preguntan por el chat. «Esto es un tsunami». Urgencias decide pedir ayuda a la dirección del hospital. Inmediatamente se activa la Unidad de Aislamiento. Pero los pacientes no caben. Se cambia el protocolo de actuación. Los pacientes graves se quedarán en el Hospital La Paz y los que puedan estar sin cuidados intensivos se van al Carlos III. El número de guardias que tiene que hacer Alejandro se dispara en proporción a la epidemia. Las noches dejan de ser aquellos momentos tranquilos, llegan ingresos sin pausa. Los pacientes vienen en ambulancias especiales y en tandas de cinco en cada una. El cansancio y el estrés llegan a niveles máximos.

«Empiezo a vivir rodeado de coronavirus», escribió Alejandro a Carmen. Ellos habían decidido dejar de compartir piso para evitar posibles contagios. «La tele, el trabajo, el WhatsApp, las redes sociales..., todo es coronavirus». Alejandro trata de abstraerse. Se crea una carpeta en el ordenador donde guarda todos los artículos científicos sobre el tema, que luego estudia. Sus días se reducen a: hospital, comer en casa, estudiar, twitter, responder a los amigos y *familiares y dormir. La cadena se interrumpe los numerosos días que tiene guardia.* Entonces solo ve pacientes y la dinámica se convierte en: ponerse el EPI[2], quitárselo, escribir el resumen del paciente y volver a empezar. En ocasiones tiene que hacer asistencia por teléfono. Esto lo desespera. No ver al paciente le parece inaudito, pero las circunstancias mandan. «Nos estamos quedando sin EPI», fue su SOS en forma de mensaje. Fue el momento en que se plantearon ideas imaginativas para ahorrar material. «Ale, he cancelado el viaje a Machu Picchu. Fue una suerte no hacerte caso y contratar seguro de cancelación», escribió Carmen a Alejandro antes de dormir. Otro sueño roto por la COVID-19.

---

2. Nota de los autores: Equipo de protección individual.

4

LA RESPUESTA INMUNOLÓGICA FRENTE AL CORONAVIRUS

«Alicia miró alrededor suyo con gran sorpresa.

—Pero… ¡Si parece que hemos estado bajo este árbol todo el tiempo! ¡Todo está igual que antes!

—¡Pues claro que sí —dijo la Reina—. Y, ¿cómo si no?

—En mi país —aclaró Alicia jadeando aún bastante— cuando se corre tan rápido como lo estamos haciendo y durante algún tiempo, se suele llegar a alguna otra parte…

—¡Un país bastante lento! —replicó la Reina—. Aquí hace falta correr todo cuanto una pueda para permanecer en el mismo sitio. Si se quiere llegar a otra parte, hay que correr por lo menos dos veces más rápido».

—LEWIS CARROLL. *A TRAVÉS DEL ESPEJO.*

EL SISTEMA INMUNOLÓGICO ESTÁ EN EVOLUCIÓN CONSTANTE

A lo largo de millones de años, todas las especies, pero sobre todo a partir de los vertebrados, hemos desarrollado un sistema prodigioso que nos permite reaccionar con relativo éxito frente a dos grandes amenazas: el cáncer y las infecciones.

Dentro de lo que denominamos respuesta inmunológica, no existe una única defensa o sistema inmunológico, sino muchos. Un conjunto de mecanismos que nacen y evolucionan durante miles de años, adaptándose a la complejidad creciente de los microorganismos a los que tenemos que enfrentarnos. De nadie se aprende más que del propio enemigo y nuestras defensas se han desarrollado para hacer frente a microbios cada vez más capaces de evolucionar, mutar, cambiar. De todos los agentes que nos atacan (bacterias, parásitos, hongos y virus), los virus ARN como el coronavirus, son algunos de nuestros enemigos más temibles. Tienen gran facilidad para mutar y esto los hace escapar de nuestras defensas. En otras palabras, evaden la respuesta inmunológica que nos protege.

Hay una metáfora que nos gusta mucho y siempre es pregunta de examen para los estudiantes de uno de los autores que escribimos este libro. Se llama la metáfora de La Reina Roja. En el libro *A través del espejo y lo que Alicia encontró allí*, el segundo de la saga de *Alicia en el país de las maravillas*, aparece el personaje de la Reina Roja. En el país de la Reina Roja todos sus habitantes tienen que correr porque el país y su paisaje están continuamente moviéndose y, como le dice la Reina a Alicia, «para quedarte donde estás tienes que correr lo más rápido que puedas. Si quieres ir a otro sitio, deberás correr, por lo menos, dos veces más rápido».

Nuestro sistema inmunológico también tiene que estar en constante movimiento porque sus principales enemigos, los virus, no se detienen en su evolución. Si nos detenemos, no podremos enfrentar el espectro cambiante de las nuevas epidemias. Esta es la lección de la Reina Roja para esta epidemia. Nuestro sistema debe moverse más rápido para aprender a luchar contra un enemigo al que nunca se ha enfrentado, el SARS-Cov-2, el nuevo coronavirus. ¿Pero puede nuestro sistema inmunológico vencer a un virus nuevo? La respuesta es «sí», para eso se ha preparado durante cientos de miles de años.

NUESTROS SISTEMAS INMUNOLÓGICOS

Como ya hemos comentado, existen múltiples sistemas inmunológicos; en realidad son distintos mecanismos de defensa que han ido apareciendo a lo largo de la evolución y se encuentran perfectamente coordinados como una gran orquesta. ¿Cuáles son? (figura 4.1).

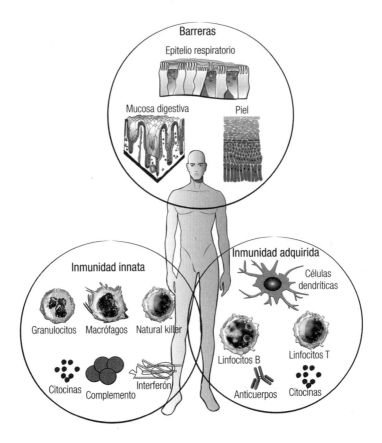

Figura 4.1. Los distintos componentes de sistema inmunológico. Barreras, inmunidad innata e inmunidad adaptativa.

LAS BARRERAS DE LA PIEL Y LAS MUCOSAS

El componente más primitivo, y no por ello menos importante, son las barreras: la piel y las mucosas. La piel es una barrera prácticamente infranqueable, que se torna permeable únicamente en caso de heridas, quemaduras o enfermedades cutáneas. Sin embargo, las mucosas, esa superficie que recorre nuestra boca, faringe, bronquios, pulmones y nuestro sistema digestivo, son mucho más permeables al paso de los microbios. Son como fronteras abiertas al mundo exterior y por eso disponen de potentes mecanismos frente a los microbios. Se trata de estrategias primitivas, pero muy eficaces, como la presencia de lisozima en la saliva, las defensinas de las células del pulmón para destruir bacterias, o los cilios de nuestros bronquios, encargados de filtrar el aire que respiramos. Pero estos mecanismos son insuficientes frente a un virus como el SARS-CoV-2.

LA INMUNIDAD INNATA

La segunda línea de defensa es la denominada «inmunidad innata». Su nombre nos indica que está presente en todo momento. Es una especie de patrulla antidisturbios que protege todo organismo de posibles invasores. Esta policía se activa cuando los límites del cuerpo —la piel y las mucosas— son asaltadas por un patógeno extraño. Esta línea defensiva está formada por células y sistemas químicos. Entre las primeras podemos contar con las células blancas de la sangre –llamadas polimorfonucleares– y los macrófagos en los tejidos, capaces de devorar todo cuerpo extraño y emitir señales de alarma. Estas células producen unas moléculas denominadas «citocinas» que tienen una doble misión. Por una parte alertan al sistema inmunológico de que está siendo atacado y llaman a otras células para que acudan a las zonas infectadas. Además provocan inflamación, un mecanismo importante en la lucha contra las infecciones. Pero la inflamación es como un lanzallamas que ha de utilizarse de manera controlada si no queremos que sea perjudicial y provoque más daño que beneficio. El segundo grupo, los sistemas químicos, son auténticas bombas en forma de proteínas como las del llamado sistema del complemento, que actúan como minas antipersonales contra los gérmenes.

Pero en la lucha contra los virus el más eficiente de los mecanismos de inmunidad innata es el sistema del Interferón (figura 4.2).

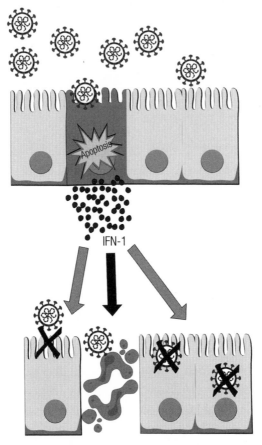

Figura 4.2. El sistema del interferón. La célula infectada produce interferón que provoca su muerte para impedir al virus multiplicarse, pero a la vez se secreta al exterior y protege otras células de la infección.

Se llama así porque está formado por proteínas que «interfieren» con la infección. Cuando una célula es infectada por un virus, una serie de «sensores intracelulares» como rayos láser en una cámara acorazada, detectan al virus. En realidad, identifican la presencia de un ARN extraño para la célula e inmediatamente dan la alarma que activa la síntesis de interferones. Estas proteínas hacen cosas maravillosas, como bloquear la síntesis de elementos vitales para la célula y provocar su propia muerte. Sí, habéis leído bien, cuando se activan esas alarmas, la célula infectada sabe que está siendo invadida. Un virus va a utilizar sus factorías celulares para multiplicarse y por eso el Interferón detiene esas fábricas, pulsa el botón «off». De esta manera impide la replicación del virus, y como daño colateral, bloquea la producción de todo lo necesario para la vida de esa célula. En otras palabras, elige el suicidio de la célula infectada, que de todas maneras va a morir, para proteger a las células que la rodean. Pero no todo es tan trágico. Los interferones también actúan de emisarios. Son secretados al exterior y alertan a las células sin infectar de que está sucediendo algo terrible. El aviso del interferón soluble, actuando desde fuera de las células a través de sus receptores, hará que esas células sanas se hagan mucho más resistentes a la infección sin tener que suicidarse.

Es un mecanismo poderoso y muy importante en la defensa frente a todo tipo de virus, controla un gran número de infecciones pero, como en la metáfora de la Reina Roja, todos los virus que nos infectan son capaces de correr más deprisa que los interferones. Los virus han desarrollado mecanismos «anti-interferón» y precisamente eso ha hecho el coronavirus. Es casi una certeza que contiene genes que anulan el efecto del interferón o que, incluso, lo aprovechan en su beneficio. Un ejemplo de esto último es que se ha descrito que el Interferón puede aumentar la expresión de los niveles del receptor del virus, la proteína ACE2. Esto quiere decir la síntesis de interferón inducida por el coronavirus aumenta la susceptibilidad de las células de ser infectadas, al mismo tiempo que intenta protegerlas.

Esta policía de fronteras, estas alertas intracelulares y el propio Interferón pueden en algunos pacientes ser suficiente. Pero en la mayoría de los casos de COVID-19 solo conseguirá retrasar la infección, evitar que se propague muy rápidamente, pero no podrá eliminar el virus por completo. Sabemos que las respuestas basadas en el interferón están controladas genéticamente, dependen también de la edad, y probablemente hay individuos más resistentes a las infecciones porque sus sistemas de interferón son especialmente potentes. Un aspecto importante que estudiar en el futuro será analizar si los infectados por coronavirus asintomáticos (o solo con síntomas leves), tienen respuestas tipo interferón o mecanismos genéticos de respuesta inmune innata más potentes. Es muy probable que así sea.

LA INMUNIDAD ADAPTATIVA

Todos estos elementos de respuesta rápida comentados, la inmunidad innata, nos permiten ganar tiempo. Es una especie de contención provisional hasta que llegue el ejército más potente, al que conocemos como inmunidad adquirida o adaptativa. Este sistema es mucho más sofisticado y eficaz, pero más lento. Requiere tiempo para reclutar y entrenar sus soldados. Es como un estratega de largas miras. Primero realiza un estudio en profundidad del nuevo enemigo. Analiza su estructura, sus proteínas y sus escudos de defensa. Con este conocimiento, diseña, por una parte, «misiles» que neutralizarán los virus y, por otra, entrena «fuerzas especiales» que atacan de manera específica las células infectadas. Son los anticuerpos y los linfocitos citotóxicos, las respuestas más potentes de nuestro sistema inmunológico (figura 4.3). De esta manera somos capaces de protegernos de un virus que nunca antes nos había infectado.

La activación de esas estrategias defensivas tan exquisitas tiene su protocolo. Una vez que se produce la infección vírica, las llamadas células presentadoras de antígeno, auténticos ingenieros celulares, realizan un desguace sistemático y preciso del virus en la célula infectada. ¿Para qué hacen esto? Para poder «mostrar» estas piezas del virus a un «ejército» de células especialmente preparado para enfrentarlo: los linfocitos. Este ejército es capaz de reconocer todos los virus existentes, incluso aquellos con los que nunca hemos entrado en contacto. Pero a diferencia de *La guerra de las galaxias*, no están formados por células todas iguales con su armadura blanca. Todo lo contrario, cada soldado, que llamaremos un «clon», es diferente y está especializado en reconocer y luchar frente a una única proteína de un único virus. El «estado mayor» de este ejército analiza las piezas que le han proporcionado las células presentadoras y designa entre sus regimientos aquellos linfocitos mejor preparados para luchar contra las distintas proteínas de un virus concreto. Así se forma un «ejército de clones», o lo que es lo mismo, linfocitos especializados que reconocen distintas partes del virus y que empezarán a multiplicarse para generar millones de células asesinas, y fabricar cientos de millones de misiles que atacarán al virus por distintas partes. La pandemia COVID-19 nos ha pillado por sorpresa en muchos aspectos, pero no ha sido una sorpresa para nuestro sistema inmunológico, que está preparado para lo desconocido.

El problema es el tiempo. Construir ese ejército de clones especializados lleva semanas a partir del momento de la infección. Se establece una carrera dramática. Si los batallones de clones logran formarse y atacar al virus antes de que los interferones sean sobrepasados, se logrará contener y curar la infección, como ocurre en pacientes con síntomas leves. Pero si el virus va más rápido porque las defensas innatas del interferón son más frágiles, algo que ocurre, por ejemplo, en los ancianos, el virus se multiplicará antes de que el ejército de clones pueda formarse y se producirá una enfermedad grave, una neumonía severa en el caso de la COVID-19.

¿CÓMO FUNCIONA ESE «EJÉRCITO DE CLONES»?

Esta tropa se subdivide en dos grandes batallones defensivos que adoptan estrategias diferentes. Unos son la artillería, los linfocitos B, que preparan y lanzan misiles en forma de anticuerpos que bloquean a los virus sueltos y así evitan que puedan infectar a nuevas células. Mientras que los otros, los linfocitos T, actúan como cuerpos especiales de infantería capaces de reconocer específicamente las células infectadas por el SARS-CoV-2 y destruirlas. La suma de estas dos estrategias, neutralizar el virus extracelular y destruir las células infectadas, nos permitirá curarnos de la infección.

Esta respuesta inmune sofisticada del «ejército de clones» tiene una característica que la hace única: guardan una especie de expediente del virus. Lo recordará si vuelve a entrar en el futuro. Es algo realmente prodigioso. Al igual que el sistema nervioso, el sistema inmunológico tiene memoria y recuerda su propia historia. En sus «archivos» están todas las infecciones que hemos sufrido a lo largo de la vida y las vacunas que hemos recibido. Esta memoria es nuestra gran protectora si volvemos a entrar en contacto con un microbio determinado. En el caso de la COVID-19, lo previsible es que una vez nos recuperemos de la enfermedad nuestro sistema de defensa esté preparado para luchar contra una reinfección por el mismo virus.

Sin embargo, la duración de la memoria inmunológica frente a este coronavirus es una de las grandes preguntas que todavía no tienen respuesta. El grado de memoria o amnesia frente al SARS-CoV2 nos dará la medida de la duración de nuestra protección. Como veremos en el capítulo sobre vacunas, es previsible que esta respuesta sea prolongada, dure años, pero todavía no tenemos la certeza.

¿Cuáles son los elementos más importantes de la respuesta inmune en la lucha contra el coronavirus?

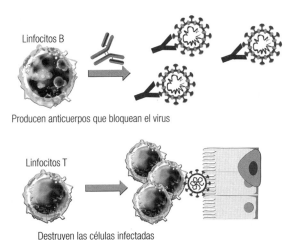

Figura **4.3**. Respuesta inmune frente al SARS-CoV-2. El sistema inmunológico genera células y anticuerpos que eliminan la infección.

Cada infección tiene mecanismos de daño diferentes y también es más susceptible a determinadas respuestas inmunitarias. En el caso de las infecciones por virus respiratorios, además de las respuestas innatas como la del Interferón, los anticuerpos son probablemente el elemento más importante. Pero no todos los anticuerpos tienen la misma potencia. El sistema de linfocitos B genera misiles dirigidos frente a muchas estructuras del virus, pero los más eficaces son los que bloquean la «llave» del virus, esa estructura de la proteína de la superficie que se acopla al receptor en la membrana y le permite entrar en nuestras células. Esos misiles que llamamos «anticuerpos neutralizantes» bloquean la llave, impiden que se acople a la cerradura. Esta acción tiene dos consecuencias importantes: el virus no puede infectar nuevas células que son así preservadas, y aquellos virus que permanecen en el espacio extracelular serán rápidamente destruidos por otros sistemas de vigilancia. ¿Podemos tener muchos anticuerpos pero pocos anticuerpos neutralizantes? En teoría sí, pero en las infecciones por virus respiratorios suele haber una correlación entre estos dos parámetros y los datos publicados sugieren que lo mismo ocurre en la COVID-19.

Desconocemos si los anticuerpos neutralizantes son tan importantes frente al virus SARS-CoV-2, causante de esta epidemia. Pero si el comportamiento es similar al de otros virus respiratorios —gripe, adenovirus, coronavirus, rinovirus— es previsible que sean el arma definitiva. Conseguirlos será el objetivo de una vacuna eficaz.

En torno a los anticuerpos se plantean dos grandes preguntas. La primera es cuánto durarán esos anticuerpos después de que el virus haya sido eliminado. En otras palabras ¿durante cuánto tiempo estaremos protegidos? Desconocemos la respuesta para el SARS-CoV-2 pero, para otros coronavirus como el SARS o el MERS, los niveles de anticuerpos se mantienen, al menos, dos o tres años en los pacientes infectados supervivientes. De cualquier manera, aunque estos misiles desaparecieran de la sangre, nuestro sistema inmune conservará la memoria de esta infección. En caso de que volvamos a infectarnos por el mismo virus, las respuestas serán inmediatas. Se ejecutarán en muy pocos días y esos misiles volverán a producirse, porque el sistema inmune recuerda, guarda los planos de todas las infecciones que hemos sufrido y ese ejército de clones saldrá de la reserva para volver a protegernos.

La segunda gran pregunta es si este coronavirus mutará tanto como para transformarse en un virus distinto para el sistema inmunológico, como ocurre con el virus de la gripe, que cambia cada año. De hecho, los anticuerpos frente al coronavirus del SARS no neutralizan el coronavirus causante de la COVID-19. Aunque pertenezcan a la misma familia, al ser genéticamente distantes, el sistema inmunológico no puede neutralizar uno de los virus con los misiles que sirven para el otro. Sin embargo, en este punto somos algo más optimistas. Aunque no podemos excluir esta posibilidad, como hemos explicado en el capítulo previo, la capacidad de mutación de este coronavirus es baja. Por lo cual es previsible que se mantengan las dianas que nuestros anticuerpos son capaces de neutralizar.

Un arma de doble filo

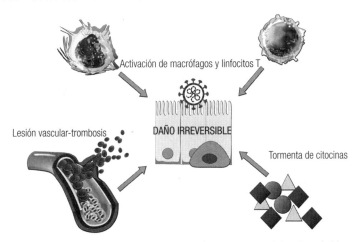

Figura 4.4. Respuesta excesiva del sistema inmunológico como causa de la enfermedad. La activación de macrófagos y linfocitos provoca un cuadro inflamatorio llamado tormenta de citocinas. Se produce también daño vascular, trombosis y hemorragias.

Uno de los aspectos más inesperados de esta nueva enfermedad es el papel dañino que desempeña la respuesta inmunológica (figura 4.4). Como veremos en el siguiente capítulo, podemos diferenciar una fase de infección de vía respiratoria superior (faringe, fosas nasales, boca) y otra fase en la que se infectan las células de nuestros pulmones, los llamados neumocitos. Sabemos que muchos pacientes sin síntomas o con muy poca afectación sufren solamente la primera etapa, sin que tenga lugar la infección pulmonar o, si se da, con afectación leve. En otras personas se produce una infección masiva de los pulmones que provoca síntomas graves. Una mayoría de pacientes con afectación pulmonar se recuperan. Otros no, ellos necesitan asistencia ventilatoria y algunos fallecen. Pero la lesión pulmonar no parece solo debido al coronavirus, sino que el sistema inmunológico puede contribuir y generar gran parte del daño. ¿Cómo puede pasar esto? ¿Acaso no están de nuestra parte?

Recordemos que para destruir las células infectadas se producen varias estrategias defensivas. En casi todas ellas, las células involucradas generan una gran cantidad de sustancias llamadas citocinas que, como hemos visto, actúan en dos direcciones. Por una parte, como lanzallamas que destruyen las células infectadas. Mientras que por otra, son una especie de emisarios con un mensaje claro «SOS, acudid a este sitio». Si esta respuesta, que llamamos inflamatoria, es demasiado potente, provoca daño en el lugar donde se genera, en el caso de la COVID-19, en el tejido pulmonar. Allí se acumularán líquidos y mediadores tóxicos que pueden destruir los alveolos pulmonares con un resultado claro: se agrava el cuadro respiratorio debido a esta respuesta «excesiva». Muchos pensamos que es inducida o alterada por el propio virus, con el objetivo de escapar de la respuesta inmunológica. De esta manera provoca un daño aún mayor, causado, en apariencia, por las propias defensas. Por este motivo, en pacientes en los que hay indicios de esta «hiperactivación» inmunológica se intenta frenar el desastre llamado «tormenta de citocinas» bloqueándolas.

EL SISTEMA INMUNE, A LA VEZ UN EJÉRCITO Y UNA ORQUESTA

Como ves, los virólogos y los inmunólogos somos muy aficionados a los términos bélicos porque toda infección es en cierta forma una guerra frente a un invasor. Pero hay otra imagen que nos gusta más y es la de una orquesta. Imaginad siempre la respuesta inmunológica como una orquesta que debe interpretar la sinfonía que destruirá al coronavirus. Unos instrumentos empiezan a tocar, son los más simples, la percusión, tambores, timbales, platillos… ellos son la respuesta innata. Progresivamente se van incorporando los instrumentos más sofisticados: violines, cellos, bajos y, por fin, los instrumentos de viento. Todos ellos se van unificando en torno a una melodía que deviene compleja y difiere de cualquier otra porque cada virus tiene un registro diferente. Nuestro sistema inmune es una increíble orquesta en el centro de la batalla. Cuando esa orquesta actúa de manera coordinada, la melodía de respuestas es capaz de controlar cualquier infección. Cuando esto no ocurre, se imposibilita el final de la interpretación. Aquí radica la importancia de una orquesta afinada, en la que ningún instrumento desafine, creando una «tormenta» que nos impida disfrutar de un final feliz.

En otra latitud, Lienz llega a Ciudad de México con el temor de ser rechazado en la aduana u obligado a pasar una cuarentena. Pero nada de eso ocurre. El país vive de espaldas a la epidemia. «¿Qué está pasando en España?», fue su primer WhatsApp a sus amigos de Madrid. Pero no logró leer las respuestas, el grito histriónico de una preciosidad medio pelirroja acaparó su atención. «¡Lienz, Lienz aquí, fírmame un autógrafo! Era su amiga Lidia, Lidia San José, que alborotaba su cabellera mientras le pedía que le firmara una foto suya como si se tratara de una celebrity. «¡Qué loca eres!», fue la reacción entre risas de Lienz ante el recibimiento de su amiga actriz, famosa en España desde niña y ahora por interpretarse a sí misma en la serie Paquita Salas. «¡Señora, él es Lienz Chang, un célebre escritor hispano-cubano, está aquí para escribir una serie donde yo seré la protagonista!», seguía Lidia, esta vez dirigiéndose a una desconocida que la había identificado de alguna telenovela mexicana donde actuaba y la miraba desconcertada por los gritos. «Una foto para Instagram y nos vamos para casa, ¿tienes hambre?», le preguntó, ayudándolo con la mochila. «Y hazme un favor, no me hables por un par de minutos del coronavirus», añadió.

«¿Has visto las cifras de muertes en Italia? Son alarmantes», fueron las primeras palabras de Lienz en el taxi. «Preocupante. Ayer intercambié mensajes con un científico amigo mío del Hospital La Paz y me dijo que a lo mejor la temperatura y la humedad reducen la transmisión del virus. Aquí no se están tomando muchas medidas», fue la respuesta de Lidia. «¿Te acuerdas de Sol Aguirre?», preguntaba ahora Lidia. «¿La escritora?», preguntó a su vez Lienz. «Sí, me comentó que ha perdido el olfato y tiene una tos fastidiosa, pero no otros síntomas. En Madrid, si no tienes muchos síntomas, no te hacen la prueba», le contó y acto seguido preguntó: «¿Vas a ir a La Habana?». Lienz lo había decidido, volvería a Madrid. La conversación con su madre fue triste. Estaban tan cerca y de nuevo tendrían que poner un océano por medio. «Tengo miedo de que cierren las fronteras, en Cuba no me podría quedar, de qué voy a vivir, perdería el trabajo en Madrid», fue la explicación final a su madre. «Deja de pensar que la sanidad de la isla es magnífica, ojalá que no pase nada. Ah, y búscate una mascarilla», apostilló para evitar una escalada en la conversación que, *irremediablemente, llevaría a otra discusión sobre política. Con su prima china llevaba días sin poder comunicarse.*

El chat de Alejandro ardía, la farmacéutica le pedía ayuda con la renovación de los protocolos, el científico hipocondriaco datos para formarse una teoría y Paloma pedía calma. «He leído que en varias cohortes chinas el 100 % de los fallecidos sufrían una sepsis. ¿Esto es cierto, Alejandro?», preguntaba el científico. «Añade que el 50 % de ellos presentaban una reinfección», respondía Alejandro. Entonces se enredaban en una espiral de datos y conjeturas. «Y los niños, ¿los niños se afectan?», interrumpía la farmacéutica. «No, los niños, no, y tampoco las embarazadas. Algo los debe estar protegiendo», respondía Alejandro.

Al día siguiente el chat se inauguraba con un mensaje de Alejandro: «El asiático de Urgencias ha dado positivo, el primero que cae de nosotros». «Parece un chiste, ¿pero está OK?», preguntó el científico, y aunque no deberíamos volver a mencionar que es hipocondriaco, lo haremos. «Sí, sí. No tiene síntomas, lo hemos mandado a casa». «Vais a caer todos», sentenció la farmacéutica, que intentaremos no recordar nuevamente que es hipocondriaca.

El fin de semana del 8 de marzo llega y con él vienen partidos de fútbol, una manifestación por el día internacional de la mujer trabajadora, un evento de un partido político y unas temperaturas agradables que indujeron a salir de nuestras casas, compartir con amistades, pasear, abrazar, besar... y todas esas cosas que nos caracterizan a quienes vivimos en estas latitudes. Algunos pusieron el grito en el cielo pensando en los contagios, pero casi nadie se atrevió a decirlo públicamente por el miedo a la equivocación y al suicidio profesional. De hecho, cesaron al jefe de prevención de riesgos laborales de la policía por tomar medidas anti-COVID-19 cuando el gobierno no aprobaba esos «extremos». El mismísimo Fernando Simón, director del Centro de Coordinación de Alertas y Emergencias, comenta en la tele que, si su hijo le pide permiso para ir a la manifestación, él le dirá que haga lo que quiera. ¿Opinión científica o política? No lo sabemos.

Las Urgencias colapsan, no se dice la palabra por la tele y menos aún la pronuncia un político, pero colapsan. Aquello de «la mejor sanidad del mundo» se va reduciendo de tamaño conforme pasan las horas. Las medidas no se toman con la celeridad debida. El espejo de China estaba lejos, pero Italia quedaba cerca y tampoco nos sirvió de mucho. El gobierno teme a un descalabro de la economía, a pasarse de frenada. Aún confían en «la mejor sanidad del mundo». El hipocondriaco llama a Alejandro para preguntarle qué tal van las cosas. «Estoy saliendo ahora, llevo 16 horas casi sin parar. Esto se hunde. ¿No puedes llamar a alguien influyente para contarlo? Me ofrezco si es necesario», fueron las palabras de Alejandro al otro lado del teléfono. Las mismas que sirvieron al científico para escribir un par de WhatsApps sin la seguridad de que serían leídos y menos aún de que serían adecuadamente interpretados. Algo había aprendido en todos estos años: salvo contadísimas ocasiones, los gestores y políticos solo escuchan las razones que confirmen sus ideas.

Lienz llegó a Barajas y tampoco pasó ningún control especial en aduana. Se dirigió a su piso, hizo algunas compras y llamó al periódico para comentarles que cancelaba las vacaciones. «Te mandaremos el trabajo por la red, no es necesario que vengas», le respondieron. Y así empezó a teletrabajar.

Los gobiernos de la Comunidad y el Ayuntamiento de Madrid deciden suspender todas las actividades culturales y deportivas. Se anuncia que cerrarán las universidades y días después se cierran. Los jóvenes se marchan a sus casas... no se ven, o no se hacen públicas, imágenes como las de Milán, de personas huyendo de la ciudad antes del cierre inminente y la prohibición de traslados. Pero algo de eso ocurre. Las segundas viviendas de algunos capitalinos encienden sus luces. En el hospital cada día se habilitan más zonas para enfermos con la COVID-19, quien antes operaba pasa a atender a pacientes con la enfermedad, quienes se dedicaban a las cardiopatías dejan de hacerlo y atienden a pacientes con la COVID-19... dejan de existir las otras enfermedades. La escasez de los EPI es una verdad palmaria mientras la epidemia se ceba con las residencias de ancianos. «¿Habéis visto las imágenes de los ataúdes en un pueblo italiano?», indaga la farmacéutica. «¿Será una fake news?», responde preguntando Paloma, buscando calmar las aguas. «En el IdiPAZ vamos a recomendar teletrabajo a todo aquel que no tenga experimentos en marcha», cuenta el científico.

5

COVID-19,
UNA NUEVA ENFERMEDAD PARA UN NUEVO VIRUS

«Los microbios siempre tienen la última palabra».

—Louis Pasteur

El nacimiento de una enfermedad es un hecho excepcional en la medicina moderna. Sin embargo, en los treinta años que llevamos investigando, los autores de este libro hemos conocido muchas enfermedades nuevas. La mayoría han sido descubiertas gracias a las tecnologías diagnósticas que han revolucionado la medicina en los últimos años. Sabemos que la misma enfermedad, una infección o un cáncer, no se comporta igual en todos los pacientes. La biología molecular, los avances en inmunología, la nueva genética y las técnicas de imagen nos han permitido identificarlas en profundidad, comprenderlas y generar nuevas clasificaciones. Por otra parte, cada uno de nosotros tiene una base genética y un historial médico que nos hace reaccionar de manera diferente a la misma enfermedad. Por ejemplo, la infección por el VIH evoluciona de manera distinta en los pacientes según su capacidad de respuesta inmunológica. El objetivo último de esta etapa de la biomedicina es alcanzar la denominada «medicina de precisión», seleccionar el mejor tratamiento para cada enfermedad en cada paciente.

Pero además de estas padecimientos «reinterpretados», hemos tenido la oportunidad de asistir al nacimiento de nuevas enfermedades infecciosas. El virus de la inmunodeficiencia humana ha marcado con el SIDA toda la medicina y la investigación en este campo de nuestra generación. También hemos asistido al descubrimiento de enfermedades infecciosas que ya estaban ahí, como la hepatitis C. Son las grandes epidemias del siglo XX, ambas transmisibles por la sangre y las relaciones sexuales. Mas el siglo XXI se nos descubre como el siglo de las enfermedades infecciosas transmisibles por el aire. Como te comentamos en el segundo capítulo, con solo veinte años de andadura, en este siglo hemos sufrido cuatro brotes graves de enfermedades causadas por virus respiratorios, dos de las cuales, la nueva gripe A y ahora la COVID-19, han alcanzado el grado de pandemia.

Nuevos virus, nuevas enfermedades. La primera voz de alarma la dio, como en tantas ocasiones, un médico. En la ciudad de Wuhan, el doctor Li Wenliang, que no era especialista en enfermedades infecciosas sino oftalmólogo, alertó el 8 de diciembre de 2019 de la aparición de neumonías graves que tenían algunas características diferentes. Preocupado por lo que veía, lo comentó con sus colegas. Inmediatamente fue reprendido por las autoridades por difundir noticias alarmistas y tuvo que retractarse por escrito de sus palabras. Como tantos otros países, también China negó la evidencia. Algo diferente estaba sucediendo, pero no se admitía. Las enfermedades nunca son bienvenidas, mas no depende de nosotros su llegada. El caso del doctor Li Wenliang es un triste paradigma, murió de COVID-19 el 6 de febrero. Su muerte, luego de ser represaliado por haber alertado de la epidemia, provocó una gran indignación en China.

La COVID-19, la enfermedad provocada por SARS-CoV-2, nos está sorprendiendo tanto como lo hizo la aparición del virus. Comparte muchas de sus características con el SARS o el MERS, pero la COVID-19 tiene un perfil propio que intentaremos describir en este capítulo.

¿CÓMO SE DIAGNOSTICA LA INFECCIÓN POR SARS-CoV-2?

Hay tres maneras de diagnosticar COVID-19. Por los síntomas clínicos, por los test de detección directa del virus o por los test de detección indirecta que miden la presencia de anticuerpos.

LOS DATOS CLÍNICOS

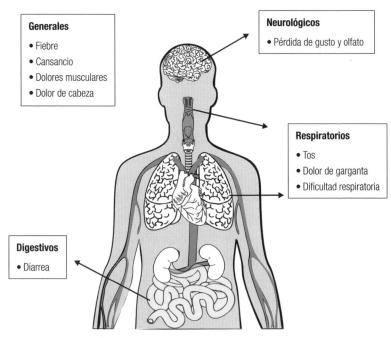

Generales
- Fiebre
- Cansancio
- Dolores musculares
- Dolor de cabeza

Neurológicos
- Pérdida de gusto y olfato

Respiratorios
- Tos
- Dolor de garganta
- Dificultad respiratoria

Digestivos
- Diarrea

Figura 5.1. Principales síntomas y alteraciones en la COVID-19.

Un viejo lema médico dice: si tiene síntomas de gripe, alguien cercano ha tenido gripe y hay epidemia de gripe, será gripe.

Ahora que conocemos los síntomas de la COVID-19 podemos aplicar este razonamiento con una posibilidad de acierto bastante elevada. Sin embargo, la mayoría de los síntomas de la COVID-19 (figura 5.1) son bastante comunes: fiebre, tos, dolor de garganta, dolores musculares, dolor de cabeza, o sea, un trancazo. En sus formas graves se presenta dificultad para respirar, fiebre elevada y, en ocasiones, diarrea. Otros síntomas, como la pérdida del olfato o del sentido del gusto, o el mal sabor de los alimentos que comemos son más infrecuentes. Al ser los síntomas tan parecidos a los de otras infecciones respiratorias, muchos casos pasaron desapercibidos al inicio de la epidemia, sobre todo porque coincidió con el final de la campaña de gripe. Pero los estudios radiológicos son muy diferentes a los de una neumonía típica y otras infecciones respiratorias. Las radiografías y los TAC muestran una afectación pulmonar muy severa, que en muchos casos no se corresponde con la escasa gravedad de los síntomas. Ahora que conocemos mucho mejor la enfermedad, cuando hay afectación pulmonar, la radiografía es muy sugestiva para diagnosticarla. De hecho, sabemos que muchos hospitales establecieron como criterio las radiografías y los TAC para ingresar a los pacientes con sospecha de COVID-19. Los análisis de sangre también detectan una serie de alteraciones que no se suelen ver en otras enfermedades. Una disminución de las células de nuestras defensas y un aumento exagerado de proteínas inflamatorias en sangre son signos de que la enfermedad es muy grave. Por lo general, la clínica, la radiología y los análisis nos permiten un diagnóstico «de sospecha» que debe ser confirmado mediante la detección directa del virus (figura 5.2).

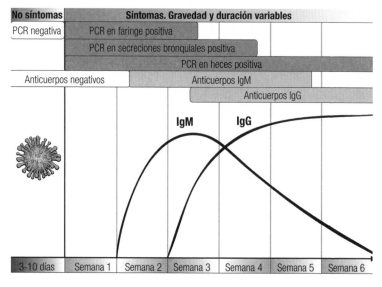

Figura 5.2. Técnicas de detección del coronavirus SARS-CoV-2 a partir del momento de la infección.

En las enfermedades respiratorias, el virus no se encuentra en sangre, excepto en los pacientes muy graves. Por lo tanto, la detección del virus se realiza en una muestra de la garganta o de la cavidad nasal. ¿Qué técnicas detectan directamente el virus? ¿Qué tiene un virus para poder identificarlo? Como ya hemos explicado, un virus es un material genético rodeado de proteínas, en el caso del SARS-CoV-2 este material genético es el ARN. Podemos detectar su genoma mediante la ya famosa técnica de PCR. También podemos identificar la presencia de las proteínas del virus, pero es una técnica mucho menos sensible y con propensión a dar falsos positivos. En la práctica, la detección mediante PCR es la técnica diagnóstica de elección, algo que podemos definir como una fotocopiadora o un *copy/paste* molecular. Imaginad que tenéis que encontrar una palabra en *El Quijote*, por ejemplo, «Dulcinea». Tendréis que leer muchas páginas hasta encontrarla y a lo peor hasta se os escapa. Pero si la palabra «Dulcinea» es repetida mediante la función *copy/paste* un millón de veces cada vez que aparece en el texto, la encontraréis enseguida. De hecho, *El Quijote* se transformará en una biblioteca en la que sus libros prácticamente solo tendrán escrita la palabra «Dulcinea». Lo que hace la PCR es multiplicar millones de veces un fragmento del gen del coronavirus, una secuencia que es solo suya y nos la hace visible, la amplifica, como la palabra «Dulcinea» repetida millones de veces en el texto de *El Quijote*. El milagro de la técnica es su sensibilidad, bastan unas pocas copias del virus para poder detectarlo. Pensad que el hisopo con el que coge la muestra toma solamente unas pocas células de la mucosa faríngea.

La limitación de la técnica de PCR es que el virus se detecta durante un periodo limitado. La PCR es positiva a los 2-3 días de inicio de la infección y en general se mantiene positiva durante el periodo de duración de los síntomas, dos semanas en la mayoría de los casos. En los pacientes graves y en un 20 % de los casos con síntomas leves, la PCR puede ser positiva un periodo más largo, hasta ocho semanas. Hay mucha discusión sobre el significado de una PCR positiva en un paciente que ya no tiene síntomas. Es posible que el virus que se detecta no sea infeccioso, sino restos de ARN de sus genes. Pero la recomendación es que, para evitar contagios, mientras la PCR sea positiva el paciente debe permanecer aislado en su domicilio. En un individuo sin síntomas ¿la PCR es positiva? La respuesta es sí, siempre que esté en el periodo de infección aguda. Por eso, es necesario hacer la PCR a todos los contactos de un paciente con COVID-19. La estrategia de realizar test masivos en los contactos es indispensable para detectar los sujetos asintomáticos o con pocos síntomas, que son los que pueden propagar la enfermedad de manera silenciosa hasta hacer la epidemia incontrolable. Sin embargo, no tiene sentido hacer la PCR si no existe ese antecedente del contacto con una persona infectada porque en la mayoría de los casos será negativa.

¿Puede hacerse la PCR para detectar SARS-CoV-2 en otras muestras? La respuesta es afirmativa. Cuando el paciente tiene una neumonía severa, en las secreciones bronquiales también se detecta el virus en altas concentraciones y también se puede detectar en la sangre, aunque en niveles más bajos. Este virus, además, se detecta en las heces. El SARS-CoV-2 puede infectar las células del aparato digestivo y. de hecho, hasta en un 30 % de los pacientes infectados se produce diarrea. La detección en heces tarda en negativizarse varias semanas. De momento no sabemos si las heces son una fuente potencial de infección o el virus se encuentra en cantidades demasiado bajas para ser infeccioso. Sin embargo, este hecho tiene una aplicación muy interesante para monitorizar la evolución de la epidemia. Es posible detectar el SARS-CoV-2 en las aguas residuales, especialmente en las depuradoras, mediante nuestra maravillosa técnica de PCR. El virus en las aguas residuales está demasiado diluido y probablemente inactivo, no debe ser infeccioso, pero la detección de los niveles de su ARN nos permite cuantificar indirectamente el virus que circula en una determinada población. Algunos trabajos realizados en ciudades europeas, incluidas algunas españolas, detectan el ARN de SARS-CoV-2 en el agua recogida por las depuradoras en las primeras semanas de febrero, cuando aún no sabíamos que el virus estaba ya circulando en la comunidad. En la fase de control de la epidemia en la que nos encontramos, la monitorización de los niveles de virus en aguas residuales nos puede alertar de que se están produciendo infecciones en la zona subsidiaria de esa depuradora.

TEST DE DETECCIÓN INDIRECTA. ANTICUERPOS

Como hemos visto en el capítulo anterior, nuestro sistema inmune genera esos misiles llamados anticuerpos que se unen al virus y lo neutralizan. La infección por SARS-CoV-2 induce anticuerpos de manera temprana en la mayoría de los infectados. A partir de una semana de iniciar los síntomas, el 40 % de los pacientes tiene anticuerpos y a las dos semanas prácticamente todos los infectados los desarrollan. Los anticuerpos se miden en sangre, también pueden medirse en saliva o secreciones, pero los que nos interesan son los que están en sangre. Para medirlos tenemos dos tipos de pruebas: los test rápidos y los test serológicos que se realizan por una técnica con nombre de mujer, ELISA. Los test rápidos, haciendo honor a su nombre, permiten obtener el resultado en pocos minutos con una gota de sangre, lo cual representa una gran ventaja. Su inconveniente es que presentan falsos positivos y negativos. En cambio, la técnica de ELISA es mucho más sensible y específica, es la prueba de elección.

En España se ha realizado un gran estudio de seroprevalencia, rastreo de anticuerpos, en 60 000 voluntarios elegidos de manera que representen a la población del país. Como se hace en los sondeos electorales, con la diferencia de que vuestra sangre no miente. Este estudio, pilotado por nuestros compañeros del Instituto de Salud Carlos III, con la colaboración de cientos de médicas y enfermeros, nos ha dado la cifra de cuántas personas se infectaron por SARS-CoV-2 durante esta oleada pandémica. Los resultados estiman que un 5 % de la población española se infectó, es decir, alrededor de dos millones y medio de habitantes. Además, muestra diferencias importantes entre ciudades y comunidades autónomas. Algo salta a la vista: en el momento en que se realizó este estudio, nos encontrábamos muy lejos del nivel de inmunidad de grupo que nos protegería de la infección. ¡Afortunadamente es así! Con solo un 10 % de sujetos infectados en Madrid y un 7,5 % en Barcelona, los hospitales de estas ciudades han estado al borde del colapso o, si queremos ser realistas y dejar a un lado el discurso de corrección, han colapsado. El 5 % de infecciones en la población ha supuesto entre 28 000 y 40 000 muertes, un número que aún está por definirse cuando escribimos este libro. Alcanzar una inmunidad de grupo, llamarla de rebaño es algo que no nos gusta, requiere la presencia de anticuerpos en el 70 % de la población. Teniendo en cuenta la letalidad observada por grupos de edad, habría supuesto medio millón de muertos. Una vez más: afortunadamente no alcanzamos esa inmunidad de grupo.

Como media España, y probablemente gran parte del planeta, se está haciendo test de anticuerpos en su casa es importante explicar cómo interpretarlos. ¿El tener anticuerpos quiere decir que he pasado la infección? En principio sí, pero la recomendación es siempre confirmar un test rápido con el test ELISA, que es más fiable. ¿Si tengo anticuerpos quiere decir que estoy curado? No necesariamente, porque como podéis ver en la figura 5.2, hay un periodo breve de una o dos semanas en que coincide el tener anticuerpos y un test PCR positivo. Nuestro sistema inmune fabrica primero anticuerpos precoces que llamamos de «tipo IgM» y unos días más tarde anticuerpos más específicos de «tipo IgG». Un patrón IgM negativo/IgG positivo indica una infección pasada. Un patrón IgM positivo/IgG negativo indica una infección aguda y es necesario hacer una PCR para detectar infección activa. El patrón IgM positiva/IgG positiva es el más confuso porque podemos estar ya en fase de curación o estar todavía infectados, por lo que es recomendable hacer una PCR para descartar la presencia del virus.

Cuadros clínicos asociados a la infección por SARS-CoV-2

Lo más sorprendente de la COVID-19 es el diferente grado de afectación que produce en las personas infectadas (figura 5.1). Podemos distinguir cuatro niveles de enfermedad:pacientes que no desarrollan ningún síntoma, quienes desarrollan síntomas leves limitados al tracto respiratorio superior, otros que desarrollan neumonías con buena evolución y pacientes con cuadros catastróficos de infecciones pulmonares que requieren de asistencia ventilatoria y les ocasionan la muerte.

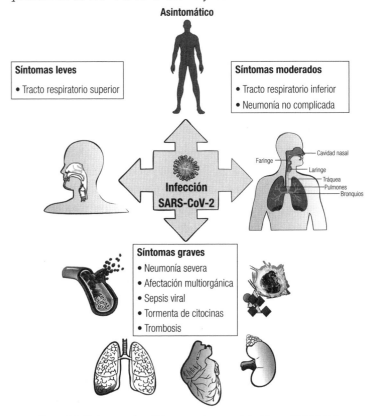

Figura 5.3. Distintos cuadros clínicos en pacientes con infección por SARS-CoV-2.

Pacientes asintomáticos

El estudio de seroprevalencia realizado en España nos dice que dos millones y medio de personas se han infectado por SARS-CoV-2, pero una tercera parte de los positivos no han tenido ningún síntoma. En otras estudios similares se ha observado que hasta el 60 % de los sujetos no desarrollan síntomas. Sin embargo, estos sujetos pueden infectar a sus contactos y, por tanto, representan «bombas virales» que pasan inadvertidas a los sistemas de vigilancia. Por este motivo es indispensable una detección precoz de todos los casos nuevos y realizar un seguimiento de sus contactos para identificar las «cadenas de transmisión» potencialmente iniciadas por un individuo asintomático.

Pacientes con síntomas de tracto respiratorio superior

El segundo cuadro de la enfermedad incluye pacientes con síntomas leves que habitualmente refieren un cuadro catarral con tos, dolor de garganta, dolores musculares y décimas de fiebre. En ocasiones sufren una llamativa pérdida del olfato o del gusto. La recuperación es completa en pocos días y en ningún caso necesitan ingreso hospitalario. En varios estudios, entre un 40 % y un 60 % de los pacientes infectados se encuentran en este grupo. Si sumamos los grupos de pacientes asintomáticos y con síntomas leves, el 80 % de las infecciones por SARS-CoV-2 son, afortunadamente, poco importantes.

Pacientes con síntomas de tracto respiratorio inferior. Neumonías de buena evolución

A los síntomas ya descritos, otra franja de pacientes suman por lo general fiebre moderada pero con una tos más importante y sensación de falta de aire. En ocasiones refieren un cansancio extremo. La radiografía muestra focos de neumonía, frecuentemente en ambos pulmones (de ahí que se llame bilateral), aunque la oxigenación de la sangre es buena. La mayoría de los pacientes en este grupo mejoran y se curan en un plazo de diez días. Pero un porcentaje de ellos, que varía entre el 10 % y el 30 % según los estudios, empeoran, requieren asistencia ventilatoria y evolucionan al siguiente grupo.

PACIENTES CON NEUMONÍAS COMPLICADAS Y SÍNDROME DE VIREMIA GENERALIZADA

Entre los siete y diez días del ingreso, una proporción de pacientes con neumonía empeoran, a veces de manera súbita y necesitan ingreso en cuidados intensivos. En estos pacientes, la lesión pulmonar progresa hasta afectar la totalidad de ambos pulmones y sus niveles de oxígeno en sangre disminuyen hasta niveles críticos. Muchos desarrollan el síndrome de «tormenta de citocinas», una reacción exagerada de la respuesta inmune descrita en el capítulo previo. En estos casos, la COVID-19 deja de ser una enfermedad del aparato respiratorio y se transforma en una enfermedad sistémica que afecta al corazón, los riñones y otros órganos. Tanto el virus como la respuesta inflamatoria generan trastornos graves de los sistemas de coagulación de la sangre que provocan trombosis y hemorragias de difícil tratamiento. Hablamos entonces de una sepsis viral. Un cuadro clínico catastrófico, sorprendente e inesperado, en el que hemos trabajado los autores y que os describimos con mayor detalle.

SARS-CoV-2 GRAVE, UNA SEPSIS VIRAL

Una de las cualidades imprescindibles para ser científico es el poder de asociación. En la gran mayoría de las situaciones un descubrimiento tiene lugar porque alguien, dígase un científico, asocia una observación o un conjunto de datos con algo, *a priori*, sin relación. Esto nos ha pasado un sinnúmero de veces y en la COVID-19, también. Al ser una enfermedad causada por un virus, inmediatamente conectamos con otros virus conocidos. Por esta razón, los primeros ataques se efectuaron con la artillería de fármacos desarrollada contra otras viremias. Sin embargo, los informes iniciales que llegaban desde China indicaban que un número importante de pacientes graves presentaban características muy parecidas a otra enfermedad, la sepsis. Una vieja desconocida. Vieja porque desde los albores de la humanidad se viene reportando su existencia, y desconocida porque no ha sido agraciada por la difusión mediática. Aunque los fallecimientos a consecuencia de una sepsis superan la cifra total de las defunciones debidas a varios tipos de cánceres y a los infartos, apenas se conoce. La mayor parte de los artículos científicos publicados al principio de la pandemia describían cohortes de pacientes enfermos de COVID-19 donde la totalidad de los fallecidos se podían clasificar como sépticos.

¿Y qué es la sepsis? Seguro que algún día escribiremos otro libro sobre este tema. Por ahora te decimos que es un síndrome definido por un conjunto de anormalidades fisiológicas y bioquímicas, siempre asociadas a una infección. Estas anormalidades son producidas por una respuesta exagerada del sistema de defensa para destruir al patógeno invasor. Es como si, para eliminar una mosca, usáramos una bomba atómica. La mosca desaparecerá, junto con todo lo demás. Parece increíble que en el mundo aséptico en el que vivimos, aún la sepsis sea una de las principales causas de muerte. Hasta el momento, a un paciente con sepsis se le intenta eliminar el agente invasor, en el caso de ser una bacteria usamos algún antibiótico, y acto seguido se le intenta mantener lo más estable posible, vigilando todos los parámetros vitales. En otras palabras, no existe una terapia concreta contra la sepsis. Es una enfermedad compleja e inmunológicamente interesante. Al principio el enfermo presenta una respuesta inflamatoria acusada, luego el escenario cambia y aparece un estado de cansancio en sus defensas que le impide luchar contra cualquier otra infección que aparezca, aunque sea de las comúnmente curables. Muchas han sido las estrategias experimentadas para intentar el control rotundo de la sepsis; todas con escaso éxito. Por una parte, al no ser una enfermedad mediática, los fondos que se destinan para investigarla son famélicos, y por otra, los modelos animales desarrollados para su estudio distan, demasiado, de la realidad de un paciente. Por tales motivos, seguimos en los años veinte del siglo XXI, sin terapia para esta enfermedad.

Como te habrás dado cuenta, durante la sepsis el paciente pasa de un estado de actividad exagerada defensiva a una desgana de sus antidisturbios. En la segunda fase, las defensas están agotadas y se dan las condiciones propicias para que una segunda infección colonice al paciente, y comprometa su vida. Hay un fino balance entre la parte superactivada y la deprimida. Desde la ciencia se debe proporcionar marcadores específicos que le digan al médico en qué estado se encuentra el paciente y cómo tratarlo de la mejor manera. Esto ha sido una línea de investigación de varios laboratorios en el mundo. De hecho, uno de nosotros ha desarrollado parte de su carrera científica empeñado en buscar una solución para la sepsis y en el camino apareció la COVID-19.

Según lo que hemos aprendido, la COVID-19 es una patología compleja, que comparte características clínicas con la sepsis. Los pacientes con síntomas severos requieren hospitalización al quinto o sexto día de contaminarse y, dependiendo de su respuesta inmune, pueden experimentar una producción exacerbada de esas balas de las defensas llamadas citocinas, capaz de deteriorar las funciones vitales e, incluso, de conducirles a un estado de agotamiento que dificulta la activación de una respuesta específica contra el virus o contra cualquier otro patógeno oportunista. Un proceso que recuerda bastante a la sepsis. Al igual que se ha hecho en esta enfermedad, muchos proyectos de investigación en COVID-19 se orientan a la caza de marcadores sólidos para predecir la evolución de estos pacientes. El médico necesita orientarse para saber en qué estado se encuentra el paciente y qué le ocurrirá en lo siguientes días.

Debido a la similitud con la sepsis, en los días en que escribimos este libro, se plantea la hipótesis de que la aparición temprana de lo que llamamos *inmunocheckpoints* podría servir como herramienta para clasificar a los pacientes al ingreso, y abrir así nuevas vías para el tratamiento. En un libro anterior de divulgación científica[1] te contamos que los *inmunochekpoints* son unas moléculas presentes en algunos tipos de cánceres con el objetivo de desactivar la respuesta inmunológica específica. Ellos también están presentes en los pacientes con sepsis y parece que en los pacientes con la COVID-19. De la misma manera que se ha observado previamente en la sepsis prolongada, el agotamiento de los linfocitos debido al SARS-CoV-2, e incluso su reducción numérica, dificulta la respuesta del enfermo a la infección. En tal escenario, pueden aparecer nuevas infecciones, lo que aumenta el riesgo de mortalidad. Todo nos sigue recordando a la sepsis. Quizás si la hubiésemos estudiado con mayor atención, hoy tendríamos parte de la solución para la COVID-19.

SECUELAS DE LA COVID-19

Una de las preguntas planteadas es si la infección dejará secuelas, especialmente en los pacientes que han sufrido neumonías severas y han necesitado soporte ventilatorio en UCI. No se

---

1. López-Collazo, Eduardo: *Qué es el cáncer*. Editorial Anaya, Madrid, 2019.

dispone de un seguimiento suficiente para pronosticar si se producirán lesiones crónicas en estos pacientes. La propia intubación y ventilación mecánica pueden dejar secuelas que habitualmente se recuperan. Sin embargo, la intensa respuesta inflamatoria provocada por la «tormenta de citocinas» es motivo de preocupación, porque estos fenómenos se asocian a fibrosis, lesiones que dejan un daño crónico. En pacientes que sufrieron enfermedad grave por SARS y MERS se han descrito lesiones pulmonares crónicas que provocan alteraciones en la difusión de oxígeno en el pulmón, aunque sin afectar la calidad de vida ni la actividad física. Pero las lesiones de la COVID-19 son más graves. Otras secuelas descritas son la insuficiencia cardíaca, el cansancio y la pérdida de olfato. Necesitaremos un seguimiento mayor de los pacientes para poder establecer si estos trastornos se vuelven crónicos. En algunos hospitales, especialmente en los servicios de neumología, se están abriendo unidades de seguimiento de pacientes con formas graves de COVID-19, para analizar su evolución y las posibles secuelas de la enfermedad.

¿POR QUÉ LOS PACIENTES TIENEN EVOLUCIONES TAN DIFERENTES?

Al ser una enfermedad nueva, desconocemos muchas respuestas. Sin embargo, la observación de los miles de pacientes infectados en España y los millones en el mundo nos permiten definir «patrones» asociados a la gravedad de la infección y a su letalidad. La letalidad se define como la proporción de casos de una enfermedad que resultan mortales con respecto al total.

La edad es, sin duda, el factor más importante. La letalidad es inferior al 0,3 % por debajo de los 40 años y se incrementa progresivamente, hasta ser especialmente elevada, entre el 14 y el

21 %, en los mayores de 70 años. Según las cifras oficiales, el 85 % de los fallecidos por COVID-19 en España son mayores de 70 años, cifras que probablemente sean mayores debido a los fallecimientos no diagnosticados como COVID-19 en las residencias de ancianos. Los motivos no son del todo comprendidos. Es cierto que la senescencia se asocia con una fragilidad general, pero las tasas de letalidad son realmente enormes a partir de los 65 años. Los estudios futuros que determinen los factores de virulencia del SARS-CoV-2 probablemente nos ayuden a comprender esta evolución fatal en los mayores.

La proporción de muertes y de enfermedad grave es superior en hombres que en mujeres. Esto podría deberse a una mayor frecuencia de otras enfermedades en varones, pero también puede estar relacionado con una mayor expresión de receptor ACE2. Aunque los pacientes con enfermedad pulmonar crónica tienen una evolución peor, es mucho menos llamativo que el caso de los pacientes con enfermedades cardiovasculares. Especialmente la hipertensión y la obesidad son dos factores pronósticos muy importantes asociados con la gravedad clínica y la mortalidad. Algunos estudios sugieren que en estas enfermedades existe un aumento en el número de moléculas de ACE2, lo cual facilitaría la infección por SARS-CoV-2. Otros factores como la infección por el VIH o la inmunosupresión no parecen asociarse con un peor pronóstico, aunque estos datos deben ser confirmados en estudios más amplios.

CONSIDERACIONES FINALES

La COVID-19 es una enfermedad nueva y necesitamos tiempo para conocer en profundidad sus síntomas y, sobre todo, comprender los mecanismos que provocan los síntomas más graves.

Quizás el aspecto más importante radique en descifrar por qué la infección es tan agresiva en los pacientes mayores. Los estudios clínicos, los modelos de laboratorio, los estudios genéticos y los proyectos de investigación sobre la respuesta inmune, actualmente en curso, permitirán comprender mejor los complejos mecanismos de esta enfermedad y de este virus diabólico.

De los pacientes infectados por SARS-CoV-2, el 30 % no se entera, debido a la ausencia de síntomas; el 50 % desarrollará una enfermedad leve, incluyendo neumonías de buena evolución; un 20 % de los pacientes requerirá hospitalización y del total, solo un 5 % necesitará soporte ventilatorio. La letalidad final será del 1-2 %. Descrita así, la COVID-19 no parece una enfermedad tan grave, pero es importante señalar en este punto que los porcentajes son engañosos. En enfermedades de alta incidencia, como la COVID-19, hemos de mirar siempre los números absolutos. Globalmente, una letalidad del 1,5 % supone 15 000 muertos por millón de habitantes. Si el 50 % la población española se hubiera infectado, estaríamos hablando de 350 000 muertes. Entre los 40-50 años hay 7 800 000 personas en España. La letalidad en este grupo de edad es «solo» del 0,5 %, pero si se infectan 1 000 000 de personas estamos hablando de 5000 muertes, el equivalente a la caída de treinta Airbus 300 en los aeropuertos españoles.

Que no nos tranquilicen los porcentajes. Las cifras absolutas son las que hay que saber leer. Porque detrás de esos números, se encuentran los nombres de todos los muertos de esta pandemia, las vidas perdidas, las historias arrebatadas, el abandono ante la muerte de los ancianos, los cuerpos en las UCI, las familias que no pudieron hacer el duelo que merecían sus seres queridos, las soledades que quedarán para siempre. No nos engañemos con el olvido y los porcentajes del 1 %. Hemos sufrido una epidemia atroz por parte de un virus asesino.

Mientras tanto, Lienz sigue su ritmo con las correcciones de artículos que le va enviado su periódico. «*En breve todos teletrabajando*», les comenta a sus amigos. «*¿Hacemos una cena y así os cuento el viaje interruptus que he tenido?*», fue su invitación.

Finalmente se declara el estado de alarma. Hay desconcierto sobre lo que se puede hacer y lo que no. Empieza un confinamiento sin precedentes para quienes ahora vivimos en el planeta. Se respira una mezcla de incertidumbre, desconocimiento y falta de información. En la tele, los programas se vuelven monotemáticos. Empiezan a proliferar los expertos. También florece el ingenio para el chiste en las redes. «*No hay papel higiénico en el supermercado*», fue el SOS de la farmacéutica. «*Pues echa a volar la imaginación, en Cuba vivimos sin eso décadas y te juro que nadie olía mal*», fue la respuesta jocosa del científico, de quien ahora sabemos su procedencia. Alejandro no respondía.

La noche anterior Lienz había quedado con sus amigos para cenar. Intentaban hablar de varias cuestiones, pero, cual fuerza centrípeta, la COVID-19 los atraía al mono tema. Todos, de alguna manera, estaban cambiando. De hecho, al llegar, nadie se besó, nadie se dio un abrazo. Jugaron a saludarse chocando los codos y los pies. Sospechaban que muchas cosas cambiarían. «*¿Y la presentación de tu libro?*» preguntaron a Lienz. «*¿Quién sabe? El libro ya está enviado a imprenta, pero no sé que sucederá. Dicen que mañana nos confinarán*». Y así pasó.

Alejandro hablaba poco por el chat, apenas saludaba o preguntaba por algo en específico. El científico ya estaba buscando financiación para un proyecto sobre la COVID-19 desde casa, había hecho un paralelismo con la sepsis y pensó que se podría encontrar puntos en común entre las dos enfermedades si se estudiaba la respuesta inmunológica en los pacientes con la COVID-19. Paloma intentaba implementar la recogida de muestras de sangre de los pacientes para crear una seroteca en el Biobanco del IdiPAZ. Pero todo era difícil. La farmacéutica trataba de mantener al día los protocolos médicos para la COVID-19, mas los escenarios cambiaban cada hora. «*Es una tormenta de citoquinas, necesitan corticoides, antinflamatorios*» decía Alejandro. «*Cuidadín, que esto se parece mucho a una sepsis. Luego de la tormenta viene un estado de cansancio inmunológico y de ahí no se sale con facilidad*», comentaba el científico. «*Hay varias cohortes chinas donde todos los pacientes murieron por sepsis y la mitad de ellos se re infectaron», continuaba Alejandro. «Esto es complicado, porque el balance ha de ser fino. Primero bajar la respuesta y luego subirla… como en la sepsis», siguió el científico. «La gran olvidada», terminó Alejandro.

Lienz comenzó a sentirse mal. Dolor por todo el cuerpo, como si hubiese hecho tres sesiones seguidas de crossfit. Se tomó la temperatura, pero no tenía fiebre. «Cansancio acumulado», pensó y se autorecetó una mañana entera en la cama. Abrió los ojos cuatro horas después y sentía que los tenía fritos. La fiebre ya era evidente y con ella vino una tos seca y repetitiva. «Creo que tengo esa cosa», le contó a su amigo enfermero y acto seguido le dio el parte entero de los síntomas. «Llama al teléfono que te paso y que te digan lo que debes hacer. Hay colapso en las Urgencias, no vayas sin que te lo indiquen. Si empeoras, llámame, salgo de guardia del hospital en dos horas», le aconsejó.

Alejandro revisa el proyecto que le ha enviado el científico. Le hace algunas correcciones y le propone más colaboradores. «¿Cuál es el objetivo?», pregunta la farmacéutica por el chat. «Estudiar la interacción del virus con las células de las defensas y la respuesta que induce en varios momentos de la enfermedad. Vamos a aprovechar todo lo que sabemos de la sepsis. Si nos dejan», responde el científico. «¿Cómo que si os dejan?» fue la pregunta. «Tenemos que pasar el proyecto por varias comisiones y está el pequeño problema de la financiación», fue la respuesta.

Lienz estuvo casi dos horas pegado al teléfono sin éxito, no logró que lo atendieran. La fiebre le subía y empezó a tener una sensación rara que al final identificó como falta de olfato. En este punto se autoconvenció de que no era necesario ir al hospital si no iba a peor. «Si no me cogen en teléfono es que estarán desbordados», fue su sentencia. Decidió esperar.

«¿Cómo está siendo el proceso de decisión con los pacientes?», preguntó Paloma en el chat aprovechando que Alejandro estaba saliente de guardia y disponible. «Vamos cambiando sobre la marcha. Al principio, si en la prueba de imagen, Rayos X o TAC, veíamos afectación bilateral de los pulmones, ingresábamos. Luego hemos tenido que cambiar y agregar otras cosas. La saturación de oxígeno por debajo de

92 % y, *fundamentalmente, el tiempo de evolución de los síntomas. Si ya está más allá del día 10 y no presentan complicaciones, lo mandamos a casa, aunque tenga afectación bilateral. Si está sobre el día 5, se queda ingresado. Los días 5, 6 y 7 son críticos. También medimos...», y no escribió nada más. Cinco horas después volvió al chat con un lacónico: «Perdonad, es que me había llamado Charbel que estaban desbordados en Urgencias y me he tenido que venir, no había podido responder hasta ahora. Me voy a casa a dormir». Charbel era otro médico de Urgencias.*

Pasaron tres días y la fiebre no se reducía, la tos aumentaba y el olfato no volvía. Lienz quería pensar que estaba mejorando, pero no le ayudaban los síntomas. Al día siguiente le costaba respirar y empezó a temer por sí mismo. «Vete al hospital, te queda cerca La Paz, preséntate en Urgencias», fue el consejo de su amigo enfermero. Y así lo hizo. Al hospital llegó con todos los síntomas. Aquello no era La Paz, era la Guerra, y fue la primera vez que Lienz pensó que las cosas no irían bien. Vendrían otras, pero aún no lo sabía. A pesar de la enorme cantidad de personas y el constante ir y venir de ambulancias, lo atendieron rápido.

«Hola, soy Charbel, te hemos medido la saturación de oxígeno y tienes niveles bajos. Vamos a hacerte una radiografía o un TAC, dependiendo de la saturación de los equipos. Te pasaremos a una sala y allí te vendrán a recoger, no tardará más de media hora. Si ves que te mareas o necesitas alguna asistencia, llama a alguno de mis compañeros. Tranquilo, todo irá bien.» Pero Lienz no veía tranquilidad en los ojos de aquel médico que tenía rasgos árabes y acento ¿venezolano? En menos de treinta minutos ya le había hecho una radiografía y vio acercarse al médico que lo había atendido. «Tienes una neumonía bilateral y según nos dices estás en el día cuarto o quinto desde que han aparecido los síntomas, te vamos a ingresar para seguir la evolución y ponerte tratamiento». La tos no le permitió preguntar nada. Lienz asintió con la cabeza y poco más.

6

LA LUCHA CONTRA LA PANDEMIA COVID-19

- Juken Womborm, oficial de alto rango en el Mossad. Lo describen a usted como sobrio, eficiente, con muy poca imaginación. Y aun así construyó una muralla para proteger Jerusalén porque leyó un comunicado de un general hindú que mencionaba la palabra «zombi».

- Visto así, yo también sería incrédulo. Pero véalo de otra forma. En los años 30, los judíos se negaron a creer que serían enviados a campos de concentración. En el 72, no imaginamos que seríamos masacrados en las olimpiadas. Un mes antes de octubre de 1973, vimos movimientos de tropas árabes y acordamos unánimemente que no eran una amenaza. Un mes después, por poco nos destruyen. Así que decidimos cambiar las cosas.

- ¿Cambiar?

- Introdujimos la figura de «el décimo hombre». Si nueve de nosotros con la misma información llegan a la misma conclusión, el deber del décimo hombre es no estar de acuerdo. No importa lo improbable que algo parezca, el decimo hombre hace indagaciones con el supuesto de que los otros nueve se equivocan y propone actuar en consecuencia.

- ¡Y usted fue ese décimo hombre!

- Eso parece.

—El décimo hombre, diálogo de la película *Guerra Mundial Z*.

En la historia de las epidemias el aislamiento de los casos junto la protección de los sujetos no infectados, ha sido una medida universal. En el siglo XX a esta estrategia se ha unido la utilización de fármacos y vacunas. Dado su éxito en el control de otras enfermedades infecciosas y epidemias, fármacos y vacunas son las grandes esperanzas para acabar con la pandemia COVID-19. Sin embargo, tanto la obtención de medicinas contra una enfermedad nueva como el desarrollo de una vacuna eficaz lleva su tiempo, en ocasiones contabilizado en meses o años. Muchas veces decimos que la ciencia se cuece a fuego lento y este contexto no es una excepción. Por ello, en la práctica, nos encontramos con la paradoja de que, al menos al inicio de la pandemia, las herramientas disponibles para su control son, esencialmente, las utilizadas en la edad media: aislamiento de casos y protección de los no infectados.

Como dato curioso te contamos que, a partir de la Peste Negra, durante las epidemias existían los llamados «doctores de la peste». No eran médicos, sino voluntarios que se encargaban de examinar a los enfermos, sus familiares y allegados. Algunos adquirieron cierta fama y eran llamados por las comunas y ciudades cuando se producían brotes de peste. Estas personas usaban una túnica de piel gruesa encerada que les cubría hasta el tobillo y se protegían la cara con una máscara en forma de pico de ave. En nuestro tiempo, la medicina permite la atención y el soporte vital de los pacientes que sufren la COVID-19. Sin estos medios, la mortalidad sería mucho más elevada. Pero tanto los médicos de la peste como los modernos intensivistas se enfrentan al mismo desafío: curar y protegerse.

MEDIDAS DE PROTECCIÓN INDIVIDUAL

Tal como ya comentamos, al igual que el resto de los virus causantes de una infección respiratoria aguda, el SARS-CoV2 se transmite por la emisión de partículas en el aire. Estas se producen no solo por la tos o los estornudos, sino también al hablar o respirar. Sabemos que se generan dos tipos de vehículos: los *droplets* (gotitas o microvesículas de más de 5 micras) y los aerosoles, de menor tamaño. En ambos el virus puede viajar. Los *droplets* permanecen menos tiempo en el aire y tienen una difusión más breve ya que se precipitan sobre las superficies o el suelo luego de un recorrido corto, al ser de mayor tamaño la gravedad les afecta más, es infalible. Por el contrario, los aerosoles pueden extenderse en un radio mayor y permanecer en el ambiente más tiempo. Los vídeos realizados para seguir la difusión de un estornudo o una tos, o simplemente cuando hablamos en un espacio cerrado, demuestran su propagación en un radio de 2-3 metros. En los sujetos que van corriendo o en bicicleta, el radio de difusión es mucho mayor. Esto hace que algunos trabajos recomienden una distancia entre ciclistas de 20 metros para evitar el contacto con las partículas vertidas a la atmósfera. La fuente de contagio es doble: el aire contaminado, si estamos en el radio de emisión de las partículas, y las superficies contaminadas por partículas emitidas por los sujetos infectados. La estimación de duración del virus , o al menos de su ARN, en superficies varía según sus características. En el cartón, hasta 24 horas; 48 horas, en acero inoxidable y 72 horas, sobre plásticos.

A partir de estos datos, las recomendaciones para evitar la transmisión son tres: mantener el distanciamiento social de dos metros entre individuos, lavarse frecuentemente las manos, evitando llevárselas a la cara o boca y el uso de mascarillas. Para protegernos de la contaminación de las superficies es esencial el lavado de manos realizado de manera sistemática y frecuente. El virus se inactiva luego de veinte minutos por encima de los 60 °C. Esto se debe tomar en cuenta al lavar la ropa y la vajilla. El cocinado de la comida también lo inactiva. En cuanto al consumo de productos frescos o envasados, es recomendable lavarlos en soluciones de lejía apta para la desinfección de agua o bebida (1,5 ml en 1 litro de agua) y luego aclararlas en agua y secarlas.

¿Recuerdas lo que te contamos de los médicos de la peste de la Edad Media? Ya ellos portaban mascarillas. En realidad, una máscara en forma de pico que tenía un pie de longitud y llenaban con hierbas aromáticas, hojas de menta, mirra, láudano, pétalos de rosa, alcanfor, clavo... con el fin de protegerse de «los miasmas» que propagaban la enfermedad. ¡Auténticas mascarillas FFP2 de la época! Al ser SARS-CoV-2 un virus que se transmite por vía respiratoria, la protección de la infección mediante el uso de mascarillas está plenamente justificada. El mensaje inicial lanzado por expertos y autoridades sanitarias de que las mascarillas no sirven para prevenir el contagio fue inexacto. Muchos nos percatamos del error. Trabajos publicados hace años demuestran que las mascarillas protegieron frente al SARS en un 70 %. Además, su uso disminuye la transmisión del virus de la gripe. Estudios publicados durante los momentos álgidos de la pandemia de la COVID-19 vuelven a demostrar que el uso de mascarillas simples –las denominadas quirúrgicas– protegen del contagio de SARS-CoV-2 vehiculizado por los dos tipos de partículas: gotitas y aerosoles.

Estas mascarillas, las simples, protegen en ambas direcciones, aunque sean más eficaces en la dirección portador de mascarilla a receptor. En otras palabras, protegen a nuestro entorno si nosotros estamos infectados y son solo parcialmente protectoras para nosotros si entramos en contacto con un sujeto infectado. Pero la consideración más importante es que si en un espacio compartido TODOS llevamos mascarillas simples, generamos una protección global en la población. Este es el motivo por el que las mascarillas son obligatorias en muchos países, como China, Corea y Taiwan. Ellos están acostumbrados a enfrentarse a epidemias de virus respiratorios.

¿Por qué se desaconsejó el uso de mascarillas en España? Porque no había suficientes para todos y debían reservarse para el personal sanitario. ¿Por qué no se compraron más? El 50 % de la producción mundial de mascarillas se realiza en China, que las reservó para sí. El mercado se desabasteció y se transformó en una jungla, una lucha sin cuartel por conseguir mascarillas. No fuimos lo suficientemente previsores y durante el mes de enero se insistió en que «estábamos perfectamente equipados para afrontar la COVID-19», pero no era cierto. Cuando la pandemia nos alcanzó y nos vimos sin mascarillas se recurrió a hipérboles e imprecisiones. En nuestra opinión, debería haberse explicado a los ciudadanos, la sociedad habría comprendido. No decir la verdad obliga a ejercicios de impostura como que los mismos expertos televisivos que de manera absoluta transmitían que las mascarillas no servían, una semana más tarde en el mismo programa nos enseñaban a ponérnoslas. Mas no creamos que esto es una enfermedad local, la mismísima OMS pasó en 24 horas de decir que no servían a recomendar su uso. Ahí quedará para siempre la hemeroteca con expertos diciendo «no sirven», «dan falsa sensación de seguridad», para luego cambiar el discurso a «recomendamos», «es una recomendación fuerte», y finalizar con el mensaje «es obligatorio su uso». De cualquier manera, la pregunta que nos hacemos es: ¿Dónde está el sentido común? Si pones una barrera donde salen y entran esas partículas, es evidente que tendrá efecto. El problema de los mensajes basados en medias verdades es que la población pierde la confianza en los comunicadores, periodistas, expertos y gestores de la crisis. Algo poco deseable en un momento en que necesitamos más que nunca esa confianza. ¿Lo aprenderemos?

El otro elemento de protección son los EPI, equipos de protección individual, destinados a los profesionales que son los que están más expuestos a la infección por SARS-CoV-2 (figura 6.1). Nuestros médicos de la peste llevaban una máscara con dos agujeros cubiertos de vidrio para permitir la visión, un sombrero que ataban bajo la barbilla y una larga túnica de cuero bajo la que portaban una blusa y pantalones de piel fina que se ataban a las botas. Todo esto para impedir la picadura de las pulgas que transmitían la infección. Además, llevaban un bastón para examinar al paciente manteniéndolo alejado. Los EPI actuales son más sofisticados. Están hechos de telas plastificadas impermeables, pero en esencia tienen el mismo objetivo y grado de cobertura. La carencia de EPI adecuados al principio de la pandemia, junto con el examen de pacientes con síntomas leves o asintomáticos, sin este grado de protección, son los factores que han contribuido al alto grado de contagio del personal sanitario. Cuando escribimos este libro, más de 50 000 sanitarios se han infectado en España, en un porcentaje sobre el total de casos del 20 %, el doble que en Italia y cuatro veces más que en Alemania. Esto nos revela que algo se ha hecho muy mal. Aunque no tenemos estadísticas fiables, parecería que los médicos de la peste de la edad media estuvieron mejor protegidos que los sanitarios españoles del siglo XXI.

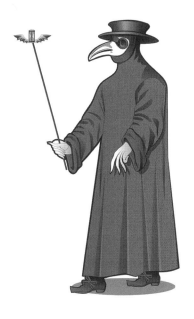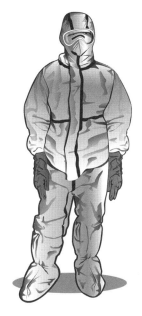

Figura 6.1. Comparación entre la indumentaria de los «doctores de la peste» y los modernos «Equipos de Protección Individual»

IDENTIFICACIÓN DE LOS CASOS INFECTADOS

Como hemos visto, el gran problema que nos ha planteado el SARS-CoV-2 y que le diferencia de otros virus respiratorios ha sido la alta tasa de transmisión a partir de individuos infectados que no presentan síntomas. En toda epidemia, el diagnóstico de los sujetos infectados es esencial para cortar las cadenas de transmisión. El SARS-CoV-1 se transmitía a partir del tercer día en que el paciente presentaba síntomas. Era, por tanto, sencillo identificar los casos y aislarlos. La epidemia se autolimitó solo con el aislamiento de los casos enfermos y se impidieron así las cadenas de transmisión. Como los pacientes infectados por SARS-CoV-2 contagian sin síntomas o con síntomas muy leves, la única manera de identificarlos es realizar test para detectar el virus ante la mínima sospecha, las famosas PCR. Pero la utilización de esta técnica estaba restringida en nuestro país. Hasta el 25 de febrero el Centro de Coordinación de Alertas y Emergencias Sanitarias (CCAES) restringía la realización de PCR a «pacientes que hubieran estado en China o en el norte de Italia, o en contacto con un paciente con diagnóstico confirmado de COVID-19». Solo a partir de esta fecha se indica y permite realizar la detección por PCR a personas hospitalizadas con neumonías graves en que se han descartado otras patologías infecciosas. Esta política fue errónea, con estos criterios era imposible detectar cadenas de transmisión comunitaria y pasaron desapercibidos cientos de casos. En febrero los médicos de los hospitales empezaron a ver las urgencias llenarse de pacientes con cuadros de neumonía en las que no se detectaban los microbios habituales. Pero no podían hacer test para detectar el nuevo coronavirus por los criterios del CCAES. A partir del 25 de febrero la situación mejoró algo para detectar casos comunitarios, y de hecho el número de casos diagnosticados se empezó a incrementar hasta explotar en la primera semana de marzo. Pero seguían sin realizarse test de forma extensa a pacientes con síntomas respiratorios leves. ¿Por qué estas limitaciones? De nuevo porque no había capacidad ni materiales para hacerlos. Las empresas de biotecnología que facilitan esos reactivos están en China, Taiwan, Corea, Estados Unidos, Alemania... y pronto se produjo un desabastecimiento global. Además, hasta el 11 de marzo era obligatorio que los test positivos por PCR detectados en los hospitales fueran confirmados en el Instituto de Salud Carlos III. El motivo es que los test y kits eran imperfectos y daban falsos positivos y el Carlos III tiene la experiencia, medios y tecnología para abordar esta tarea de confirmación diagnóstica. Pero se vio superado por la demanda de cientos de test diarios. A pesar del esfuerzo ingente de sus profesionales, se pasó de 7 a más de 70 personas –voluntarios de otros servicios, investigadores contratados para proyectos de investigación– trabajando en turnos de mañana, tarde y noche; era imposible dar abasto. Esta limitación para detectar los infectados tuvo dos consecuencias que hemos pagado a lo largo de estos meses: el virus se difundió en la comunidad de manera silenciosa y sin control, al no cortarse las cadenas de transmisión, y muchos sanitarios fueron infectados al no protegerse adecuadamente por desconocer que muchos de los pacientes que trataban estaban infectados por el nuevo coronavirus. Pero una tercera consecuencia es que las autoridades sanitarias tomaron decisiones sobre datos incompletos e incorrectos, decisiones que forzosamente fueron equivocadas, al no disponer de la información veraz de lo que estaba sucediendo. Hemos caminado a ciegas hacia un precipicio que se abrió bajo nuestros pies sin esperarlo.

Estructuras de Salud Pública y medidas de control

Como hemos visto, las epidemias tienen un origen local y es su propagación lo que le da el carácter primero epidémico y luego pandémico. Por ello, en el mundo actual, debido al tránsito de mercancías y viajeros, es imprescindible disponer de estructuras de salud pública a nivel local e internacional que permitan el control de las epidemias.

Cada país debe organizar estructuras de detección precoz y control de los brotes y epidemias de enfermedades transmisibles que se produzcan en su territorio. Hay muchas estrategias para este objetivo y cada una cumple una misión específica. Por ejemplo, la red de médicos centinela o redes de vigilancia permiten monitorizar brotes epidémicos habituales. En nuestro país la red de vigilancia de gripe permite realizar un seguimiento de los casos, valorar la letalidad de la epidemia, el impacto sobre el sistema sanitario y la eficacia de la vacunación. Por otra parte, la OMS genera una lista de enfermedades de declaración obligatoria, adoptada por los países miembros, que se comprometen a monitorizarlas. Ese extenso listado incluye, desde enfermedades bacterianas que pueden cursar en brotes como la salmonelosis o el cólera, a enfermedades debidas a transmisión zoonótica (de animal a hombre) como la rabia o no habituales en un territorio, como, por ejemplo, la malaria o la enfermedad por el virus del chikunguña. También se incluyen en el listado enfermedades evitables mediante vacuna, como la difteria o el sarampión, para detectar grietas en el sistema de vacunación infantil, y enfermedades transmisibles que pueden representar un problema de salud pública, como la tuberculosis. Todo médico debe comunicar el diagnóstico de cualquier enfermedad de la lista. Esto permite a las autoridades de salud pública evaluar el estado de las enfermedades transmisibles, detectar casos inesperados o importados y en su caso adoptar medidas que frenen su propagación.

En España, la Salud Pública está transferida a las comunidades autónomas, que tienen la obligación de comunicar al Ministerio de Sanidad las enfermedades de declaración obligatoria detectadas en su territorio. Cuando una enfermedad transmisible afecta a varias comunidades autónomas, el gobierno central asume el control del brote a través de la Dirección General de Salud Pública, con el apoyo del Instituto de Salud Carlos III. Adscrito a la Dirección General de Salud Pública está el Centro de Coordinación de Alertas y Emergencias Sanitarias (CCAES), el cual analiza, evalúa y propone medidas en caso de una alerta sanitaria como la que hemos vivido.

¿Cuál es el problema de fondo? Que en un estado con la sanidad y la salud pública descentralizadas, en caso de tener que asumir la responsabilidad de un brote o una epidemia, las estructuras del gobierno central no tienen los medios suficientes para afrontarlas. Ningún país estaba preparado para esta pandemia, pero unos menos que otros. A pesar del esfuerzo titánico realizado, como veremos en el capítulo final de este libro, una de las lecciones de esta crisis sanitaria es la necesidad de reformar y reforzar las estructuras de salud pública en nuestro país.

ESTRUCTURAS DE VIGILANCIA INTERNACIONALES

A nivel internacional existen instituciones que realizan labores de vigilancia. La más importante es la Organización Mundial de la Salud, el organismo de las Naciones Unidas cuya misión es «el liderazgo en asuntos de salud internacional (...)». En casos de urgencias sanitarias, la OMS coordina las medidas de emergencia. Este último objetivo es especialmente relevante en el mundo global en que nos encontramos, sujeto a la emergencia de nuevas enfermedades transmisibles. El papel y la actuación de la OMS ha sido muy cuestionado, debido a su política de comunicación, contradictoria en ocasiones, y a las acusaciones de politización y dependencia de determinados estados. La OMS defiende la transparencia en su actuación, el haber actuado de manera rápida al informar el 23 de enero la Alerta Sanitaria en China, al declarar la situación de Emergencia de Salud Internacional el 30 de enero y de Pandemia el 11 de marzo. Para muchos, esta última fue una decisión tardía. Esta pandemia obligará a replantear la estructura y mecanismos de actuación de la OMS que se ha transformado en una pieza más en la partida de ajedrez geoestratégico que se libra entre China y Estados Unidos.

Además de la OMS, en Europa contamos con el Centro Europeo de Control de Enfermedades Infecciosas (ECDC), encargado de «identificar, evaluar y comunicar amenazas actuales y emergentes para la salud humana por causa de enfermedades infecciosas, así como apoyar y ayudar a coordinar la preparación y capacidad de respuesta de los países de la Unión Europea». El ECDC tiene un presupuesto de 59 millones de euros dedicado en su mayor parte al pago de su personal y equipamientos, y una capacidad muy limitada de influencia en los estados miembros. Su homólogo americano, los Centros para el Control de Enfermedades (CDC), con un presupuesto de 1200 millones de dólares y 16 centros, representa una auténtica policía federal que considera los problemas de Salud Pública como una amenaza para la seguridad nacional de Estados Unidos. China tiene también su CDC (Chinese Center for Disease Control and Prevention), el cual ha jugado un papel importante en esta epidemia.

El impacto del ECDC ha sido inexistente, sin ninguna repercusión en la toma de decisiones a nivel europeo. En su informe del 14 de febrero califica el riesgo de infección para la población europea como «bajo». En una reunión celebrada el

18 de febrero, con Italia en alerta sanitaria y a cinco días de que se decretara su confinamiento el ECDC consideró que para Europa el riesgo de una extensión del SARS-CoV-2 continuaba siendo bajo. En esa reunión se habla del potencial estigma de aquellos a los que se haga el test, de no alarmar a la población y se dedica gran parte del encuentro a revisar los «criterios de definición de caso». Es decir, a hablar del «sexo de los ángeles» cuando están sonando las trompetas del apocalipsis. El día 23 de febrero, ante la situación de alerta declarada en Italia, emite un nuevo informe en que califica el riesgo de infección en Europa como «bajo a moderado» y advierte de que la aparición de focos de transmisión similares a los ocurridos en Italia son «de moderado a alto». Como veis, el lenguaje empieza cambiar. En su informe del 2 de marzo incrementa «de moderado a alto» el riesgo de transmisión amplia y a nivel comunitario en países que reportan un número mayor de casos no importados. Empieza a vislumbrar lo que está pasando, pero ni la Comisión Europea ni los países toman medidas. No queremos banalizar la situación. Lo cierto que nadie vio venir la epidemia, a pesar de la cantidad de especialistas «a posteriori» que han surgido en las tertulias.

Es posible, como reflexionamos en el último capítulo, que la experiencia previa con las epidemias de SARS y MERS que se autolimitaron, y sobre todo la experiencia de la pandemia de gripe porcina de 2009, que no tuvo la gravedad esperada, hiciera que los sistemas de vigilancia no valoraran con la perspectiva correcta la amenaza que suponía el SARS-CoV-2. En cualquier caso, ese error en la valoración de riesgos, el no querer asumir el coste político de «alarmar a la población» y cierta arrogancia —«estamos perfectamente preparados si se produjeran casos de COVID-19 para controlarlos»— han contribuido a la situación límite a la que nos ha llevado la pandemia.

Es el momento de releer el párrafo que introduce este capítulo. Quizás los sistemas de alerta y respuestas frente a grandes amenazas necesitan incorporar «el décimo hombre». Puede ser un antiguo jefe de los servicios secretos como en la película, un experto en geoestrategia o quizás un científico muy joven y brillante, no contaminado por la forma de pensar convencional, o un matemático «locoide» jugando en la trastienda. Es una apuesta arriesgada, pero fiarnos de lo convencional no nos ha servido de mucho para predecir esta pandemia.

NIVELES DE RESPUESTA

Un nuevo brote epidémico es, en primer lugar, responsabilidad de la autoridad local que debe detectarlo, controlarlo y comunicarlo a la OMS. Si el brote se transforma en epidemia y representa una amenaza global, pasa a ser una responsabilidad internacional de la OMS, que lo monitoriza, genera informes y dicta recomendaciones para los países miembros. Si la epidemia alcanza un nuevo país, son de nuevo las autoridades nacionales las responsables de organizar los mecanismos sanitarios para afrontar la epidemia.

En el caso de la epidemia por coronavirus, al tener su epicentro en China, su control fue responsabilidad del Chinese CDC. Como hemos visto en capítulos anteriores, China tardó en reconocer la gravedad de la epidemia pero cuando reaccionó logró contener la epidemia a la provincia de Huwei, aplicando medidas de confinamiento extremas y así logró preservar el resto de su territorio, lo que tranquilizó al mundo entero. Sin embargo, cuando empezaron a detectarse casos importados en muchos países que a su vez iniciaron cadenas de transmisión comunitaria, el control era prácticamente imposible, sobre todo si no se realizan test ni se ponen en marcha los sistemas de detección adecuados. Ante las primeras detecciones de casos en España, que correspondían a casos importados de ciudadanos europeos que habían tenido contacto con infectados por coronavirus en sus países, se adoptó el escenario de «contención» o nivel 1. En este nivel se realiza un control de los casos detectados, todos importados, y sus contactos. En el escenario o nivel 2 se produce una transmisión de casos dentro de la comunidad, no ya únicamente de casos importados. Pero es posible seguir las cadenas de transmisión de casos a partir de núcleos concretos que pueden ser identificados. Para evitar la propagación se adopta la estrategia de «mitigación»: se realiza el aislamiento inmediato de personas sospechosas o confirmadas de contagio por Covid-19, se suspenden reuniones masivas a puerta cerrada y grandes aglomeraciones, como eventos deportivos o manifestaciones. Se adoptan medidas de distanciamiento como el teletrabajo, el cierre de escuelas y el «cordón sanitario» de áreas residenciales con altos niveles de transmisión comunitaria. Cuando, a pesar de estas medidas, la transmisión y circulación del virus en la comunidad, este sigue extendiéndose de manera exponencial y ya no puede asociarse a grupos concretos de población y se pierden las cadenas de transmisión, se escala al escenario de nivel 3 de «generalizacion». Esto supone la parada de actividad no esencial, cierre de todos los establecimientos no imprescindibles y aislamiento de la población en sus casas. Porque una vez que le epidemia explosiona, para cortar las cadenas de transmisión incontroladas que desconocemos, la única medida eficaz es el confinamiento. Una medida nunca adoptada antes en la historia, porque en la edad media se confinaron ciudades, pero nunca países enteros. Es una medida a la desesperada para intentar controlar una epidemia que está desbocada, la única posibilidad, en ausencia de un tratamiento o de una vacuna.

Tratamientos frente a la COVID-19

La historia de los últimos 30 años es una historia de éxito en el desarrollo de antivirales. El VIH marcó esta época a partir del año 1996, cuando el tratamiento combinado con fármacos inhibidores de la proteasa y la transcriptasa inversa del virus permitieron un control completo de la replicación viral en los pacientes. El tratamiento permitió, a la mayoría de los pacientes, la recuperación de su sistema inmunológico y, lo más importante, una mejora en su esperanza y calidad de vida. Los progresos farmacológicos conseguidos a lo largo de estos años permiten hoy el tratamiento de los pacientes con infección por VIH con solo una pastilla diaria, sin efectos secundarios reseñables, con una eficacia cercana al 100 % y una esperanza de vida cercana a la de la población no infectada por este virus. Se ha pasado de la muerte por SIDA a una vida normal en solo 15 años. En un libro anterior titulado *¿Qué es el VIH?* uno de nosotros te cuenta otros muchos detalles de esa otra pandemia.

En este período también hemos asistido a un segundo éxito, quizás más espectacular, la curación de la hepatitis C. Mediante un tratamiento antiviral de 12 semanas se consigue curar para siempre a casi la totalidad de los pacientes infectados. Se ha logrado paliar dos de las epidemias más importantes de la humanidad con antivirales. Aunque con una eficacia más limitada, también tenemos tratamientos para hacer frente a los herpesvirus. Sin embargo, en el caso de las infecciones respiratorias no disponemos de un avance similar. ¿La razón? Probablemente porque disponemos de vacunas eficaces que protegen o disminuyen la gravedad de los síntomas en pacientes de riesgo. Lo mismo ocurre con afecciones como el sarampión, la rubeola, la parotiditis y el papiloma, todas con vacunas eficaces.

En ausencia de una vacuna, como es el caso de la COVID-19, tener antivirales es indispensable. Algo que nos daría mucha tranquilidad hasta que se desarrolle una vacuna eficaz. La medicación contra el SARS-CoV-2 nos permitiría tratar a los casos más graves y también evitar que la infección progrese hacia formas de neumonía severa. Incluso podríamos utilizar el tratamiento para prevenir la transmisión. ¿Cuáles son las estrategias que se están desarrollando para alcanzar este objetivo?

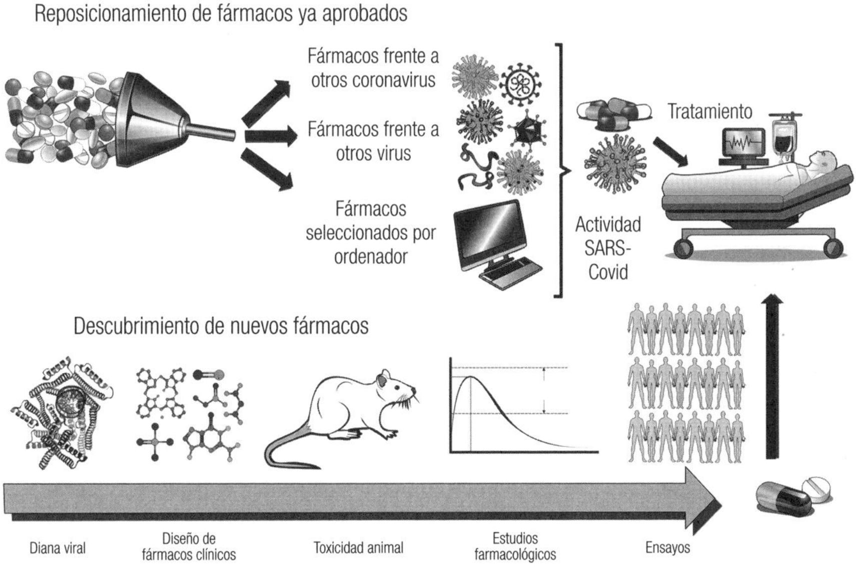

Figura 6.2. Estrategias de desarrollo de fármacos.

Con los nuevos fármacos pasa como con las nuevas vacunas, pero peor. Si el desarrollo de una vacuna requiere tres años, el proceso de desarrollo de un nuevo antiviral requiere más de cinco años y no disponemos de ese tiempo debido a la urgencia que impone una pandemia. La estrategia para acelerar los tiempos consiste en utilizar fármacos que ya están aprobados. Esto quiere decir que han pasado todos los estudios preclínicos y clínicos donde se establecen los niveles de toxicidad que generan, así como las dosis necesarias, los efectos secundarios y las interacciones con otros medicamentos. Es lo que llamamos estrategias de «reposicionamiento»: reciclar fármacos utilizados en otras patologías para tratar una nueva enfermedad (figura 6.2).

¿Cuáles son estos medicamentos y cómo se identifican? El primer grupo son aquellos fármacos con los que se trató la epidemia de SARS en 2003, provocada por un coronavirus parecido. En aquel momento se utilizaron distintos antivirales, interferones, corticoides y suero de pacientes curados. Entre los antivirales estaban la ribavirina, un fármaco de amplio espectro y el Lopinavir, un medicamento usado en el VIH, capaz de inhibir la actividad de la proteasa del SARS. El problema de los tratamientos frente al SARS es que esta fue una enfermedad autolimitada: duró nueve meses y afectó a solo a 8096 personas en 19 países. Esto impidió realizar ensayos clínicos controlados, por lo que no se pudo concluir la eficacia de estos tratamientos. Algo que tampoco fue posible con la epidemia de MERS. En ese caso, el número de pacientes es muy inferior, además, se trata de un coronavirus muy diferente del SARS-CoV-1 y SARS-CoV-2. Todo esto nos lleva a pensar que la eficacia de estos medicamentos es una incógnita.

El segundo grupo son fármacos activos frente a otros virus que muestran cierta actividad frente al SARS-CoV-2 en ensayos de laboratorio. Se añaden otros medicamentos que, por su mecanismo de acción, podrían interferir en la infección del virus o en el curso de la enfermedad. En este grupo hay varios antivirales, frente al Ébola, la gripe, antimaláricos y anticuerpos capaces de reducir la inflamación utilizados en otras enfermedades.

¿Podemos «reposicionar» otros fármacos? Sí, pero mediante abordajes más complejos. Uno de ellos, actualmente aplicado, es obtener las estructuras de las proteínas del virus, por ejemplo, la proteína que le permite replicar sus genes y multiplicarse. Con esa estructura podemos en el ordenador ver con qué medicamentos ya comerciales podría interactuar y estudiar si alguno bloquea la infección del virus en el laboratorio. Por ejemplo, imaginad que la aspirina se une a la polimerasa del virus en la estructura del ordenador –como en un videojuego–. El paso siguiente es cultivar el virus en presencia de aspirina para ver si se inhibe la infección y a qué concentración. Si de estos experimentos concluimos que con dosis razonables de aspirina podemos frenar la infección, el paso siguiente sería pedir autorización para el tratamiento de pacientes con aspirina en un ensayo clínico para demostrar su eficacia. Otro abordaje, realizado por un consorcio internacional, ha identificado lo que llamamos el «interactoma» del virus. ¿Recordáis cómo describíamos que los virus son parásitos que utilizan nuestra maquinaria bioquímica para reproducirse? Este trabajo ha identificado todas las proteínas de nuestras células que el virus utiliza en su beneficio. Hay medicamentos que bloquean algunas de esas proteínas, como los usados para el tratamiento del cáncer, por ejemplo. Por lo tanto, tenemos un grupo de medicamentos ya aprobados que podrían frenar al virus, no mediante el bloqueo de sus proteínas, sino de proteínas de la célula que el coronavirus necesita. Todos estos fármacos se están estudiando en el laboratorio para saber si alguno bloquea el ciclo del virus. Desgraciadamente, hasta el momento en que este libro se publica, ningún antiviral ni antimicrobiano ha demostrado una eficacia real y definitiva. Los pocos datos obtenidos evidencian mejorías leves, con algún antiviral o antiinflamatorio concreto, pero no cambian de manera significativa el curso de la enfermedad, ni la mortalidad. La realidad es que seguimos sin fármacos eficaces frente a la COVID-19.

DESARROLLO CLÁSICO DE FÁRMACOS, LA ESTRATEGIA SEGURA PERO LENTA

En este escenario, buscamos los fármacos de manera dirigida. Conocemos muy bien el ciclo del coronavirus, al igual que la estructura y funcionamiento de sus proteínas. Con esta información diseñamos fármacos capaces de bloquear la función de sus proteínas. Una posibilidad sería diseñar estructuras químicas que bloqueen la polimerasa viral, esa proteína que le permite multiplicar su genoma. Otra, generar fármacos que le impidan a la llave de la proteína S de su superficie encajar en la llave del receptor ACE2. Una vez diseñados y sintetizados, estos nuevos compuestos se prueban. Primero frente a la actividad de la proteína a la que van dirigidos y luego en modelos de infección de células, siempre en el laboratorio. Cuando encontramos un candidato apropiado, se entra en un proceso largo: hay que estudiar su toxicidad en células, luego en animales pequeños y a continuación en un animal grande. Hay que conocer si afecta al feto, saber cómo se distribuye en el organismo, cómo se absorbe, de qué manera se elimina y si interfiere con otros medicamentos.

Una vez que se genera toda esa información preclínica, se entra en la etapa más larga y costosa: los ensayos en humanos. Esta, además, consta de tres fases, la última de ellas implica tratar a cientos de pacientes para demostrar la eficacia de fármaco. Es imposible realizar todo ese proceso en menos de tres años y habitualmente requiere más tiempo. Por otra parte, el grado de fracaso es elevado y hay que evaluar más de mil compuestos para que uno llegue a la fase clínica. Todo ello requiere de una inversión gigantesca que, en el modelo actual de sociedad que tenemos, solo pueden realizar compañías farmacéuticas muy potentes. Evidentemente, la investigación de descubrimiento de fármacos por la estrategia clásica se está desarrollando, pero los resultados se obtendrán a medio plazo. No podrán resolver la urgencia de frenar la pandemia. La gran esperanza es encontrar una vacuna en tiempo récord y a ese objetivo realizándose está dirigiendo el mayor esfuerzo.

LAS VACUNAS, «LA BALA MÁGICA»

El concepto de «bala mágica» fue desarrollado en 1900 por el microbiólogo Paul Ehrlich, premio Nobel de Medicina. Ehrlich se refería a encontrar un compuesto químico que pudiera dirigirse de manera específica a una bacteria, cual una bala disparada por un arma, sin matar a la célula. Sus trabajos le llevaron a convertirse en uno de los padres fundadores de la inmunología.

Las vacunas son una especie de bala mágica rodeadas de un halo de misterio. Para los nacidos en la década de 1950 y 1960, cuando empiezan a utilizarse de manera masiva en España, las vacunas eran algo realmente mágico y milagroso.

Varias generaciones, que aún estamos aquí, tuvimos algún familiar con polio y escuchamos historias sobre enfermedades terribles como el tétanos, la viruela y la difteria. Sin embargo, a partir de un día, como si fuera un acto de magia, nos protegieron de todas ellas. Y esto se lograba con un terrón de azúcar empapado en una gota o una pequeña inyección en el brazo. Aunque te parezca increíble, muchas personas aún recordamos el día en que nos vacunamos como un acontecimiento importante de nuestras vidas. Como aquellos niños, ese milagro es el que ahora esperamos de la ciencia para que nos proteja a nosotros y a los que amamos, para siempre, de este Coronavirus diabólico. Y ojalá cuando estés leyendo este libro, escrito en el medio de la pandemia, estés vacunado.

¿Qué es una vacuna? Un compuesto que provoca un simulacro de infección. Este simulacro engaña al sistema inmunológico y genera una respuesta frente al agresor. Si revisáis el capítulo de respuesta inmunológica frente al coronavirus, lo que se pretende es formar ese «batallón de clones» capaces de reconocer y matar el virus, aunque este no haya hecho acto de presencia. Después de la vacunación esos linfocitos citotóxicos que destruyen las células infectadas y aquellos que producen anticuerpos volverán a la reserva, pero estarán ahí. Mediante la vacunación habremos conseguido generar «memoria» contra el SARS-CoV-2. Lo cual permite que, en el momento en que nos infectemos, esos linfocitos generados por la vacuna se movilizarán para destruir, esta vez sí, al verdadero enemigo.

Para generar una respuesta inmunológica específica la vacuna ha de contener una parte o todo el virus. De esta manera, podemos distinguir dos grupos de vacunas: las clásicas y las novedosas (figura 6.3).

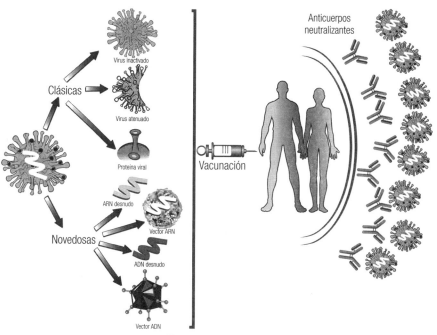

Figura 6.3. Tipos de vacunas.

VACUNAS CLÁSICAS, SEGURAS, PERO CON ALGUNOS INCONVENIENTES.

Las vacunas clásicas se pueden subdividir en tres tipos principales: virus inactivados, virus atenuados y subunidades de proteínas del virus.

Las vacunas inactivadas son preparaciones de virus. El SARS-CoV-2 inactivado mediante calor o por productos químicos, podría ser inyectado para que induzca una respuesta inmunológica frente a distintos componentes de su estructura. La ventaja de esta vacuna radica en su seguridad, pues el virus no es infectivo. Además, su fabricación resulta generalmente fácil. Sin embargo, la experiencia apunta que estas vacunas suelen ser poco potentes, porque el sistema solo ve «una vez» el virus desactivado y la estimulación de los linfocitos es muy baja. Muchas vacunas derivadas de virus inactivados no dan respuestas suficientes para protegernos de la infección. En los momentos que escribimos este libro sabemos que este abordaje está en desarrollo, de hecho se han realizado ensayos en animales a los que esta vacuna parece proteger frente a la infección.

A diferencia de las anteriores, las vacunas atenuadas son virus activos, pero modificados para disminuir su peligrosidad. Generar estas vacunas requiere un conocimiento profundo del virus. Es necesario conocer cuáles de sus genes son los importantes en todo el proceso de infección, los que llamamos «genes de virulencia». Una vez identificados, se fabrican virus en los que se han suprimido estos genes. Estos virus son muy «torpes» para replicarse y no suelen producir enfermedad. Son vacunas muy eficaces porque el virus atenuado reproduce un ciclo de infección similar al del virus normal, lo cual «engaña» perfectamente al sistema inmunológico, que genera respuestas muy potentes y nos prepara para cuando entre el verdadero. Las vacunas contra la polio y el sarampión son de este tipo. El problema radica en la cantidad de estudios de seguridad que se deben realizar antes de aplicarlas en personas. No olvides que ese virus «atenuado» puede volverse peligroso. Los ensayos de seguridad de vacunas atenuadas frente a SARS-CoV-2 nos tendrán que asegurar, por ejemplo, que al vacunar pacientes ancianos, con un sistema inmunológico menos potente que el de un joven, no aparecerán problemas. El segundo inconveniente es que la fabricación de miles de millones de dosis es un factor limitante, se requiere tiempo e inversiones elevadas. En España está uno de los mejores grupos del mundo en

Coronavirus que trabajan en un prototipo de vacuna atenuada. El tiempo es lo que obra en su contra.

El tercer prototipo clásico de vacunas utiliza proteínas aisladas del virus. En el caso de virus respiratorios, la proteína diana es la de su superficie, la llamada proteína «S». Al no usar virus completos, ni desactivado ni modificados, son vacunas muy seguras. Pero su potencia suele ser baja o insuficiente. Para poder generarlas es vital conocer muy bien la estructura de la proteína para estar seguro de que el sistema inmunológico la «ve» de una manera que le provoque una respuesta. En el caso del SARS-CoV-2 disponemos de este conocimiento sobre la estructura de la proteína S. Sin embargo, esta estrategia es un desafío porque el abordaje nunca se ha ensayado frente a un virus respiratorio.

VACUNAS NOVEDOSAS, ARRIESGADAS, PERO CON VENTAJAS

Una de las sorpresas para quienes trabajamos en virología fue conocer que los prototipos de vacunas elegidos por las dos grandes potencias, China y Estados Unidos, y las grandes compañías farmacéuticas que trabajan en vacunas, no eran clásicos sino innovadores. En cada uno de estos prototipos se van a invertir no menos de mil millones de dólares, por lo que esta decisión, aparentemente arriesgada, debe tener buenos motivos.

¿En qué consisten? Esencialmente son vacunas derivadas de los genes del virus. Casi no se utilizan sus proteínas o el virus directamente, sino parte de su genoma en forma de ADN o ARN. Estos fragmentos génicos se expresan mediante distintas técnicas para infectar nuestras células. Tanto el ADN como el ARN «desnudos» son capaces de inducir inmunidad, pero a veces no generan respuestas inmunes suficientemente potentes. Para potenciar la respuesta podemos empaquetar/incluir los genes que nos interesan, y que denominamos «insertos», en otros virus llamados «vectores». Los vectores virales funcionan como «autobuses moleculares» en los que hemos subido de «polizón» las secuencias genéticas del virus que nos interesa, «el inserto». Cuando utilizamos ARN, los autobuses moleculares son la familia de los alfavirus que son virus ARN. Cuando utilizamos el ADN para expresar los insertos virales, los autobuses pueden ser virus ADN como Vaccinia (el virus que se utilizó para vacunar frente a viruela) o adenovirus. Estos vectores, sobre todo los derivados de ARN, se han utilizado para desarrollar vacunas frente al cáncer y muchas enfermedades infecciosas como chikunguña, Zika, dengue, Ébola y otros virus emergentes frente a los que no hay vacuna. Es importante destacar que no disponemos de prototipos aprobados para este tipo de vacunas, pero los resultados en modelos animales son muy prometedores. ¿Cuáles son las ventajas de estas vacunas? Esencialmente tres: son muy fáciles de diseñar y fabricar, por lo que están indicadas frente a virus con altas tasas de mutación como los virus ARN. Son muy seguras porque no contienen partículas del virus frente al que queremos vacunar. Por último es fácil «escalar» la producción y generar millones de dosis de forma relativamente barata. Estas ventajas acortan el tiempo de desarrollo de este tipo de vacunas, y como veremos más adelante, probablemente este aspecto ha hecho que se apueste por estos prototipos.

Varias compañías e instituciones han diseñado y empezado los estudios con vacunas de ARN y vectores ADN. Los tres más avanzados son los desarrolladas por la Academia de Ciencias China, los Institutos Nacionales de la Salud en Estados Unidos y la Universidad de Oxford en el Reino Unido.

El prototipo de los Institutos Nacionales de la Salud (NIH en sus siglas en inglés) y la empresa Moderna consiste en ARN desnudo que expresa la proteína S de SARS-CoV-2. Este ARN no se inserta en un vector, pero se acopla a nanopartículas lipidícas que aumentan su captación y potencia su inmunogenicidad. Al no utilizar un virus que la transporte, es una vacuna muy segura, lo cual ha permitido que se obvien los ensayos de seguridad en animales, y se inicien directamente en humanos. Los datos preliminares comunicados sobre el estudio en humanos muestra que la vacuna es segura, sin efectos secundarios reseñables, y que induce altos niveles de anticuerpos neutralizantes en todas las franjas de edad y con todas las dosis utilizadas.

El prototipo de la Academia China de Ciencias expresa la proteína «S» a partir de un vector adenoviral. En este caso, el inserto de ADN que expresa la proteína viral es clonado en un vector que dirigirá la expresión del ADN viral. Estos prototipos han entrado también en fase clínica. La ventaja es que la expresión de la proteína viral resulta muy potente. El potencial inconveniente es la posible toxicidad de expresar simultáneamente las proteínas del vector y generar una respuesta inmune no solo frente al inserto sino también frente al vector. Aunque los datos publicados son positivos en cuanto a seguridad y capacidad de activar la respuesta inmune, reflejan algunos inconvenientes como que los pacientes que ya tienen inmunidad frente al Adenovirus 5, porque se infectaron en algún momento, generan respuestas de anticuerpos menos potentes frente al coronavirus. Además, las respuestas son menores en mayores de 40 años, justamente la franja de edad que más interesa proteger. Como la vacuna del NIH, es fácil de producir, barata y fácilmente escalable para fabricar millones de dosis.

El prototipo de la Universidad de Oxford es similar al desarrollado por la Academia China de ciencias. Se trata de un vector adenoviral en que se inserta el gen de la proteína «S». La diferencia es que el tipo de adenovirus que se utiliza como «vector» es de chimpancé y es inocuo para el hombre. Al no infectarnos de forma natural con este virus, previsiblemente las respuestas inmunológicas frente al «inserto» seran más potentes que en el caso de la inmunización con Adenovirus 5.

CONCLUSIONES. LA VACUNA LLEGARÁ ANTES DE LO PREVISTO

El esfuerzo en el desarrollo de una vacuna frente al SARS-CoV-2 es ingente, único en la historia de la ciencia. Con más de cien prototipos en desarrollo, se están abarcando todas las estrategias conocidas para el desarrollo de vacunas. No obstante, las revisiones y editoriales científicas hablan de un mínimo de dieciocho meses para el desarrollo y puesta en el mercado de una vacuna para enfrentar la COVID-19. Sin embargo, ante una posible segunda oleada de la infección no es descartable que se obvien algunos pasos regulatorios para acelerar la aprobación de uno varios prototipos. Esto puede llevarnos a riesgos de seguridad y falta de eficacia. Probablemente, al ser los prototipos novedosos más seguros que los clásicos, estos hayan sido los escogidos por las grandes farmacéuticas y países como China y Estados Unidos. A continuación, repasamos los pasos de regulación que debe cumplir una vacuna y los posibles cambios que se plantearán en el desarrollo acelerado de una vacuna ante SARS-CoV-2 (figura 6.4).

Desarrollo convencional

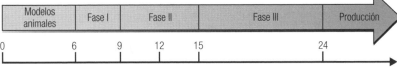

Modelos animales	Fase I	Fase II	Fase III	Producción

0   6   9   12   15   24

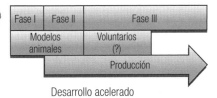

Fase I	Fase II	Fase III
Modelos animales	Voluntarios (?)	
	Producción	

Desarrollo acelerado

Figura 6.4. Fases en el desarrollo de vacunas.

ETAPAS EN LA FABRICACIÓN DE LA VACUNA

Para fabricar una vacuna eficaz, el primer paso es diseñar y definir el «inmunógeno», el elemento del virus que nos servirá de vacuna y cuyas posibilidades hemos descrito en el apartado anterior. Es la fase más importante, porque si no acertamos, todo lo demás será fallido. El diseño de una buena vacuna puede requerir años de trabajo. En el caso de COVID-19, gracias a los grupos con experiencia el proceso se ha realizado en semanas para los prototipos más avanzados. Una vez fabricados, se analiza su efecto en animales. Habitualmente se utiliza un animal pequeño –ratón, cobaya, hámster, conejo– como inicio, pero posteriormente se evalúa el prototipo en un animal grande –habitualmente macacos–. En estos modelos se estudian tres aspectos. La seguridad, que la vacuna no provoque efectos tóxicos o secundarios graves. La inmunogenicidad, que genere anticuerpos neutralizantes. Por último, los animales vacunados son posteriormente infectados por SARS-CoV-2 y se analiza si están protegidos. Estos procesos de estudio preclínicos requieren entre seis meses y dos años de trabajo. La tercera fase es el ensayo en humanos, que tienen tres fases. En la fase I se prueba la vacuna en un grupo reducido de adultos sanos con el objetivo de determinar cuál es su seguridad, la dosis más segura, cuántas dosis son necesarias y cuál es la mejor vía de administración. En la fase II la vacuna es administrada a un grupo más amplio de personas, generalmente entre 200 y 500 individuos sanos, con el objetivo de comprobar su seguridad y eficacia. Los ensayos en fase I y II habitualmente requieren entre seis meses y un año. Los ensayos en fase III incluyen miles de pacientes para recoger todas las edades y grupos de riesgo. Esto requiere que sean multicéntricos. Lo que mide este estudio es la eficacia. Para esto se forman dos grupos de pacientes: unos son vacunados con un placebo y otros con la vacuna. Lo que se analiza es el número de infecciones en cada grupo. Por ejemplo, si en el grupo no vacunado desarrollan la COVID-19 100 enfermos de 5000 y en los vacunados 10 de 5000, los análisis estadísticos nos permiten concluir que la diferencia es significativa. Para realizar los estudios en fase III, en el caso de COVID-19, tendríamos que esperar una segunda oleada porque si nadie se infecta es imposible comparar los grupos y concluir la eficacia de una vacuna. Esta fase requiere habitualmente un año mínimo para realizarse. Por último, y no menos importante, está la fabricación de la vacuna, una vez que ha mostrado su seguridad y eficacia y es aprobada por las agencias reguladoras de fármacos. En el caso de la COVID-19 se plantea un desafío formidable: fabricar dosis para 7000 millones de habitantes. Esto requiere poner todas las factorías de vacunas del mundo a producir en condiciones muy rigurosas de calidad, un proceso que puede requerir años para alcanzar el total de dosis. Si sumáis todos los tiempos, necesitaremos un mínimo de dos o tres años para tener la vacuna en la farmacia.

ATAJOS PARA ACELERAR LA FABRICACIÓN DE UNA VACUNA

Ante la emergencia sanitaria y económica, se están planteando distintas estrategias para desarrollar vacunas frente a SARS-CoV-2 en un tiempo más breve. Si seguís las etapas del apartado anterior hay cuatro procesos largos. El primero es el diseño. Aquí se han batido récords y se han generado prototipos de vacunas en semanas. El segundo paso limitante son los modelos animales. Pero las agencias reguladoras ya han modificado los requisitos y autorizan estudios en humanos en paralelo a los ensayos en animales. Esta excepción solo se ha permitido para prototipos con garantías de seguridad, como los basados en ADN y ARN. Sin embargo, los virus atenuados requerirán periodos más largos porque tienen que hacer previamente el modelo animal. El tercer factor limitante es el ensayo en fase III. Aquí se abre un debate a la vez complejo e interesante: la posibilidad de vacunar e infectar grupos de voluntarios. Ya hay plataformas con más de 20 000 voluntarios dispuestos a probar vacunas y ser infectados posteriormente. Estos ensayos consistirían en tratar a 200-500 pacientes con una vacuna y a otros tantos con un placebo. Después de uno o dos meses, se les infectaría a todos con una dosis inhalada del virus y se compararían ambos grupos. Al ser estudios con monitorización muy estricta pueden medirse parámetros como la carga viral en faringe casi diariamente o las respuestas de anticuerpos. Este tipo de estudios plantea problemas éticos evidentes, pero también metodológicos. Entre estos últimos está el que los vacunados e infectados serían, en principio, población joven con un riesgo de mortalidad bajo. Pero quedará la duda de si una vacuna eficaz en jóvenes funciona igual en mayores de 65 años. Respecto a los aspectos éticos es discutible realizar este tipo de ensayo. Pero para vuestra sorpresa os diremos que ya se han hecho para otras vacunas, como la tifoidea, y también en infecciones por coronavirus causantes del catarro común hace muchos años. ¿Por qué no hacerlos si hay voluntarios? En tres meses tendríamos la respuesta. Un aspecto que definitivamente autorizará este ensayo es tener un medicamento eficaz, de manera que si alguien se pone muy enfermo podamos tratarlo. Actualmente no tenemos antivirales eficaces, pero sí hay anticuerpos neutralizantes del SARS-CoV-2 que podrían utilizarse como tratamiento. En cuanto se confirme la utilidad de estos anticuerpos para tratar a los pacientes que desarrollan síntomas más graves, estaremos más cerca de que los ensayos de vacunación/infección en voluntarios se autoricen como una fase III acelerada. Con este nuevo protocolo, podríamos tener una vacuna evaluada a final de este año 2020. El cuarto paso limitante es la fabricación. Pero como os hemos dicho, ya se están preparando las factorías y es previsible que dispongamos de cientos de millones de dosis al finalizar las fases clínicas.

Una vez consigamos un prototipo que llegue hasta la producción final se planteará uno de los problemas más importantes, el del acceso equitativo a la vacuna ¿Necesitamos ser vacunados todos? Estrictamente no. Si el objetivo es proteger a los más susceptibles, habría que vacunar por una parte a los mayores y personas con factores de riesgo. Por otra parte, habría que proteger a las profesiones con una labor social

«estratégica» como los sanitarios, la policía, el ejército...
Esta estrategia es la más urgente pero no evitará sucesivas
oleadas de SARS-CoV-2. Si el objetivo final es conseguir la
«inmunidad de grupo» habrá que vacunar a la totalidad de la
población. El problema que se planteará es si la distribución
de las vacunas a medida que se fabrican se hará por grupos
de población en riesgo o prioritaria, independientemente del
país que las ha generado y producido, o se optará por una
política de «mis ciudadanos primero». En este caso, en plena
segunda oleada de COVID-19 quizás veamos vacunarse
primero a otros países que tienen prototipos y fábricas pro-
ductoras de vacunas. En el peor escenario de carencia de
vacunas, nos quedaremos en la lista de espera, porque no
tenemos prototipos financiados por las grandes compañías
ni España posee factorías que fabriquen vacunas humanas.
Esperemos que se imponga la cordura y la solidaridad frente
al «sálvese quien pueda». Pero nadie sabe qué puede ocurrir
en un escenario de una nueva gran oleada y la amenaza de un
nuevo cierre de la actividad económica.

«El gobierno ha aprobado una ayuda de 30 millones para investigación en la COVID-19» comentó Paloma. «¿Eso es mucho o poco?», fue la respuesta interrogativa de la farmacéutica. «Eso es una basura», sentenció el científico. «Pero no creo que sea porque el gobierno no quiera resolver el problema de la epidemia, es que simplemente ni este, ni el anterior, ni la sociedad piensa que la ciencia puede hacer realmente algo», agregó. «¿Presentamos el proyecto?», preguntó Alejandro. «Al principio pensé que sería la vía, pero estoy seguro de que van a financiar en primera instancia ensayos clínicos y dejarán a un lado los proyectos de investigación», respondió el científico. «Bueno, los ensayos clínicos también son proyectos de investigación», comentó Paloma. «Sí, sí, quise decir proyectos de investigación algo más básica. Ya sabes que la mayoría piensa que la aspirina salió de una consulta y no de un laboratorio», fue la respuesta del científico que, evidentemente, mostraba enfado. «¿Entonces, de dónde buscamos los fondos?», escribió Alejandro en su habitual línea pragmática. «Estoy evaluando alternativas», respondió el científico, que no nos olvidemos era y es hipocondriaco. «¿Has visto la revisión sobre el tema que ha hecho un grupo de inmunólogos del Hospital Mount Sinai, publicada en Immunity?», volvió a la carga Alejandro. «Sí, me la estudié. Se sigue en pañales. Todos apuntan a una desproporción en la producción de citoquinas y poco más. Un estudio como el nuestro daría muchas respuestas», respondió el científico.

Lienz avisó a un par de amigos de la situación. La fiebre le subía, la tos se mantenía y el oxígeno le ayudaba con aquella sensación horrible de ahogo. Seguía sin el sentido del olfato, pero ya ni se percataba de su carencia. Lo ingresaron en una planta cuyo número no sabría repetir, se lo dijeron, mas no lo grabó. Solo se daba cuenta de que lo estaban trasladando de un lugar a otro y se dirigían a él con amabilidad. Al principio trataba de imaginarse un cuento con todo aquello. Intentaba fijar en la mente los ojos angustiados de los sanitarios, las caras desesperadas de los pacientes, la incertidumbre que él mismo sentía. «Podría escribir una novela con el título La nueva peste y convertirme en un Camus hispano-chino-caribeño», se dijo y nadie vio la sonrisa que dibujaba su boca, algo que desapareció con un nuevo acceso de tos y el grito de una enfermera: «*Tengo un paro en la cama 2*». *Así iban pasando las horas, o quizá eran días. Por delante de sus ojos pasaban sanitarios con mascarillas, algunos con gafas, todos con prisas. Le llamaba la atención cómo al llegar corriendo, frenaban y se dirigían a él con extremada amabilidad. «¿Cómo pueden? Están hechos de otra pasta», se preguntaba y se respondía Lienz. Varias veces al día se acercaban para ajustarle el oxígeno, extraerle sangre o simplemente para pronunciar algunas palabras agradables al oído.* «*Todo va ir bien, Lienz*», *le dijo una enfermera de ojos cansados, mientras le tomaba la mano. Pero Lienz sentía que algo iba mal. Todo se le iba confundiendo. Recuerda escuchar la explicación de un médico que no era Charbel sobre incluirlo en un ensayo clínico. ¿Habrá sido Alejandro? Varias veces le preguntó si estaba de acuerdo. Varias veces Lienz dijo que sí. Poco a poco dejó de ser consciente de lo que le ocurría.*

«¿Y tenemos que enterarnos por la prensa?», fue el mensaje de la farmacéutica junto al link de una noticia aparecida en la edición digital del periódico El Mundo. «Un poeta de mi país de origen dijo que hay cosas que para lograrlas han de andar ocultas» respondió el científico a lo que añadió: «Ha sido rápido, presenté la propuesta de proyecto al Ayuntamiento de Madrid, la evaluaron, les pareció viable y han buscado financiación privada. Ya lo tenemos. Ahora empieza el vía crucis *de los permisos de los comités de seguridad, tengo los permisos éticos». «Será rápido, verás», escribió Paloma y no tuvo razón.*

Pasaron los días y la madre de Lienz, ante la falta de noticias sobre su hijo, decidió escribirle a varios de sus contactos en Facebook. Al final logró saber que Lienz estaba ingresado en el Hospital La Paz, en la Unidad de Cuidados Intensivos. Según lo que le informaron por teléfono, había tenido varias complicaciones y estaba entubado. Su pronóstico era reservado. Al otro lado del Atlántico una madre se desesperaba por la falta de noticias. La migración siempre es un drama añadido en cualquier situación.

«Me voy a casa, he dado positivo en la PCR», escribió un lacónico Alejandro. «¿Estás OK?», preguntó el científico, usando su típico «OK» que exasperaba a Paloma. «No tengo síntomas, pero nos

han hecho PCR a los de la Urgencias y hemos dado unos cuantos positivos. Nos retiramos a casa. Podemos contagiar», contestó Alejandro.
«Descansa hoy, pero si mañana no tienes síntomas, te voy a usar para preparar el proyecto. Están siendo una locura los trámites», terminaba el científico. Unos días después... «¿Cómo va el proyecto?», se atrevió a preguntar la farmacéutica con temor a destapar la caja de los truenos. «NO HEMOS PODIDO COMENZAR, los múltiples comités que deben autorizar NO SON CAPACES de adelantar sus reuniones, ni responder con sentido común. Es increíble la falta de confianza en la CIENCIA básica», efectivamente destapó la caja y salieron estos y otros truenos escritos por el científico, quien no estaba enfadado, enfurecido podría encajar mejor para describirlo. La realidad era cruda, un proyecto financiado, un Comité de Ética daba el visto bueno, pero los comités de seguridad iban a paso de tortugas. Primero no podían reunirse de manera extraordinaria, luego no podían tomar ninguna decisión si no estaban todos los miembros, más tarde no lograban recomendar la manera en que debía trabajarse con muestras de pacientes con la COVID-19. Mientras tanto, España se acercaba a la cifra de los 20 000 fallecidos. Número que una vez alcanzado se superó con celeridad. «Se conseguirá, estudiaremos la afectación real que provoca el virus en las defensas de los pacientes. Pero, me desespera tanta buRRocracia», escribió el científico. «La doble RR no es un error», puntualizó.

7

LA INFORMACIÓN CIENTÍFICA EN LA ERA COVID. ¿DÓNDE ESTÁ LA VERDAD?

«Si abandonas la idea de que tu voz puede marcar la diferencia, otras voces llenarán el vacío».

—BARAK OBAMA.

«Cada vez que enseñes, enseña también a dudar de aquello que enseñas».

—ORTEGA Y GASSET.

«Sobre aquello de lo que no se puede hablar, se debe guardar silencio».

—LUDWIG WITTGENSTEIN.

A lo largo de la epidemia, pero sobre todo en la fase de confinamiento, hemos recibido una enorme cantidad de información. Un número importante de noticias no estaban contrastadas y otras sembraban la confusión. Pero sobre todo hemos sido bombardeados con opiniones, discusiones, análisis sesudos y opiniones de expertos. Porque, tal como hemos visto en las distintas cadenas de televisión, una de las características de esta pandemia ha sido la eclosión de docenas, cientos, de expertos en epidemiologia, salud pública, virología y coronavirus. Esto ha hecho que se acuñe un nuevo término «infodemia», para definir la epidemia informativa de este periodo. Es una buena locución porque recoge el carácter, a veces tóxico y viral, de las informaciones.

En esta «infodemia» debemos incluir no solo la información general difundida por los medios de comunicación, sino la propia información científica. Desde el inicio de la epidemia, el esfuerzo investigador ha generado una impresionante capacidad de conocimiento, mas también en este ámbito hemos de ser capaces de separar el «conocimiento saludable», caracterizado por el rigor y la solidez de los datos, del «conocimiento basura», basado en datos incompletos, erróneos y en ocasiones cercanos a la falsedad. En este capítulo analizaremos cómo ha sido la transmisión de la información científica en la «era COVID», tanto en el ámbito profesional como en el de la divulgación y comunicación a los ciudadanos. Dedicaremos un apartado a los bulos y *fakes* que han corrido por las redes, en ocasiones como la pólvora, y el peligro de estos falsos mensajes.

LA COMUNICACIÓN CIENTÍFICA A TRAVÉS DE LAS PUBLICACIONES

En el laboratorio solemos decir que un trabajo no está finalizado hasta que no se publica. Que años de trabajo cristalicen en un *paper* es el objetivo último. Nuestro trabajo no se limita a comprender la realidad y desentrañar el funcionamiento del universo (en nuestros casos concretos, del cáncer, la sepsis y los virus). Tenemos la obligación de comunicar estos hallazgos a nuestros colegas porque la ciencia es un edificio que se construye con el esfuerzo colectivo. Los artículos publicados en las revistas científicas son los ladrillos, la argamasa que permite unir dos conceptos diferentes, un peldaño más en una larga escalera y una ventana que se abre a una nueva perspectiva. Cuando logramos publicar nuestros hallazgos nos sentimos profundamente felices, casi tanto como cuando hacemos el descubrimiento original. Sentimos que hemos alcanzado el final de un proyecto que siempre nace con una pregunta. Del vacío hemos construido, con nuestro conocimiento, un pequeño fragmento de realidad.

La publicación científica es un proceso laborioso, penoso, una auténtica carrera de obstáculos. Una vez escrito el artículo, lo enviamos al editor de una revista. Esta es la primera decisión difícil porque hay revistas de muchas categorías y a todos nos gusta publicar en las mejores. ¿Cómo se clasifican las revistas? Evidentemente, por la calidad de sus artículos, pero existe un número que les asigna su categoría, el ansiado y temible «factor de impacto». El factor de impacto se calcula dividiendo el número de veces que son citados los artículos publicados en dicha revista por el número de artículos. Si una revista publica buenos artículos, estos serán citados muchas veces como una referencia importante. Si cada artículo se cita una media de 20 veces, su factor de impacto tendrá ese valor. Las revistas de una especialidad se ordenan por su factor de impacto de mayor a menor y publicar en las primeras de la lista es el objetivo. Por citar un ejemplo, en virología hay un total de 70 revistas, su factor de impacto va de 17 a 2,5. Publicar en una revista de alto impacto no solo le confiere valor científico a nuestros hallazgos, sino que es esencial para conseguir financiación que nos permita continuar la línea de investigación. Cuando pedimos la renovación de un proyecto y el dinero para poder realizarlo, se valora lo que hemos publicado en el periodo anterior. Si el número y calidad de nuestras publicaciones no es lo suficientemente bueno, no conseguiremos la financiación. La investigación es un mundo tremendamente competitivo, sobrevivir depende esencialmente de publicar, por lo que el lema *publish or perish* (publicar o perecer) es una realidad para todos los científicos.

Una vez seleccionada la revista, su consejo editorial valora si nuestro trabajo es suficientemente bueno para ser publicado. Muchos de estos «consejos de sabios» únicamente dan luz verde a un 5-20 % de los artículos que reciben. Pasar este filtro es solo el comienzo, luego el artículo es enviado a otros colegas que lo revisan y deciden si merece publicarse o no. A ese paso lo llamamos «revisión por pares». Una no muy precisa traducción del inglés, quizá deberíamos decir: traducción por iguales. En la mayoría de los casos estos «iguales» que también llamamos revisores y mantienen el anonimato, solicitan nuevos experimentos para reforzar el artículo y convencerse de que los datos son robustos. Esto da lugar a más trabajo e idas y venidas entre el editor y los autores hasta que, si todo va bien, recibimos la aceptación del editor, la cual genera una auténtica fiesta en el laboratorio. Cosa que ocurre meses e incluso años después. Además, y esto poca gente lo sabe, una vez que el artículo es aceptado, debemos pagar por los costes de publicación en la inmensa mayoría de las revistas. Para que os hagáis una idea, el coste medio de publicación de un artículo no baja de los 1000 € y puede llegar incluso a los 6000 €. Las grandes editoriales científicas son un negocio redondo: no pagan a los revisores de los artículos, no pagan a los autores, sino que les pagamos, y venden la revista a bibliotecas, entidades científicas, las industrias y a científicos particulares. Afortunadamente, en los últimos años se está promocionando el llamado «acceso abierto». Las revistas son gratis para los destinatarios finales, los investigadores. Mas esto resuelve solo una parte del problema, seguimos pagando por publicar, pero al menos tenemos acceso de manera gratuita a todo lo que se publica. Lentitud en publicar y coste económico son dos de los grandes obstáculos en el sistema actual de las revistas científicas especializadas para garantizar un acceso rápido y gratuito a los descubrimientos de la investigación.

¿Qué ha cambiado la pandemia COVID-19 en la dinámica de las publicaciones científicas? Por una parte, el número de artículos publicados sobre el tema es gigantesco y crece a un ritmo vertiginoso. En los primeros cuatro meses de 2020 se publicaron 15 000 artículos sobre la COVID-19. El segundo aspecto que ha cambiado es el auge de las plataformas prepublicación. Cuando iniciamos el proceso de enviar un artículo a una revista, podemos colgarlo en la WEB en distintas plataformas. El objetivo es doble: hacemos público el trabajo de manera inmediata a nuestros colegas para que puedan enviarnos directamente sus críticas, y facilitamos el acceso abierto a nuestros datos. Esta política era poco utilizada, pero la llegada del nuevo coronavirus la ha cambiado. Ante la urgencia por comunicar el conocimiento, los artículos sobre COVID-19 se cuelgan de manera general y en la primera semana de mayo más de cuatro mil artículos se encuentran en dos de las principales plataformas (BioRixv y MedRixv). La limitación de estas plataformas es que los artículos no han sido revisados por otros científicos, no hay garantía de que sus datos sean fiables. Por último, la ciencia sobre COVID-19 está cambiando las políticas de acceso de las revistas. Debido al interés de conocer estos datos, todas han dado acceso libre a estos artículos. Como veis, además de tantas otras cosas, la pandemia COVID-19 está cambiando también la dinámica de publicación de la ciencia. ¿Será permanente?

LA COMUNICACIÓN CIENTÍFICA A TRAVÉS DE LOS MEDIOS DE INFORMACIÓN

Dedicarse a la ciencia, a los experimentos, las teorías y las hipótesis significa tener, al menos, un par de temas auxiliares en nuestras mochilas vitales para sobrevivir en cualquier evento social. Por lo general, en una cena, comida o simplemente alrededor de una mesa con desconocidos nos invade una especie de sudor frío cuando toca el momento de decir a qué nos dedicamos. «Científicos», decimos entre dientes como para que no se escuche. «¡Qué interesante!» e inmediatamente alguien pregunta: «¿Y exactamente qué haces?». El sudor se intensifica y con nuestra mejor disposición agravamos la voz y respondemos: «Estudiamos el sistema inmunológico, lo que nos defiende de bacterias, virus y...», desistimos seguir; en ese momento varios consultan sus teléfonos y otros, sutilmente, cambian de conversación para un tema que suponen cercano a lo que acabamos de decir. Es entonces que explicamos «también escribo poesía, me gusta hacer deporte, adoro el cine francés y las películas de Almodóvar...consejos de sabios». Todos respiran aliviados y la velada sigue su derrotero. Sin embargo, la pandemia nos ha dado cierto protagonismo. De repente, somos populares en las redes sociales. Nos invaden con decenas de vídeos, artículos y declaraciones para recabar nuestra opinión.

Este nuevo protagonismo de los investigadores representa una oportunidad y un desafío, pero también un riesgo. La oportunidad es tener una voz presente en los grandes medios de difusión y comunicación. Una de las carencias de la comunidad científica en España es la no presencia real en la vida diaria del país. A pesar de la excelente valoración que según el Centro de Investigaciones Sociológicas tenemos entre nuestros compatriotas, esta apreciación no se corresponde con un conocimiento real de lo que los investigadores aportamos. Muchos españoles recitan de corrido los nombres de docenas de jugadores de fútbol, atletas, actrices, cocineros… pero cuando se pregunta por el nombre de un investigador español vivo, además de tener que recordar al entrevistado que Ramón y Cajal se murió hace tiempo, lo habitual es el silencio. Esto es responsabilidad también nuestra, por eso desde hace pocos años, algunos de nosotros tenemos una presencia activa en redes sociales. La pandemia de la COVID-19 nos está dando un escaparate mediático importante. Nuestros conciudadanos oyen hablar de vacunas, ensayos clínicos, cómo funciona este virus y el trabajo que se hace para conocer y controlar esta epidemia. Es, sin duda, una gran oportunidad para dar a conocer la actividad de nuestros laboratorios y contribuir a la formación científica de la población.

El desafío radica en que el lenguaje de la ciencia no es fácil de transmitir, o quizás a nosotros no se nos ha enseñado a hacerlo. En el mundo anglosajón, la comunicación científica con la sociedad es la norma porque gran parte de la investigación se financia con donaciones de las grandes fortunas. Donaciones que en muchos casos establecen un compromiso a largo plazo con una institución. Si un día vais a Boston, os recomendamos un paseo científico. Cruzad el Charles River por Harvard Street, al otro lado del puente entráis en la ciudad de Cambridge. Todo lo que veréis en vuestro paseo a lo largo de la avenida hasta llegar al campus de la Universidad de Harvard son centros de investigación, el mítico M.I.T (Instituto Tecnológico de Massachusetts), con más de treinta centros de investigación. Muchos edificios llevan un nombre propio: el del mecenas que permitió su construcción y la investigación que alberga.

Por eso, este nuevo protagonismo nos pone en una tesitura difícil en innumerables ocasiones. La ciencia no se puede resumir en un *tweet* o en quince segundos de respuesta en la televisión, y en varias ocasiones, nuestra reflexión sobre un tema no coincide con lo que se desea escuchar o leer. En este sentido, y amparados por la idea cinematográfica de que los grandes avances se han logrado debido a una casualidad, nos llegan muchas teorías y supuestas evidencias para ser evaluadas desde un ángulo científico. Lo primero que queremos compartir contigo es que, incluso en aquellos casos donde la casualidad ha tenido un papel importante, los descubrimientos suelen ser frutos de una larga reflexión sobre lo observado. Luego está la experiencia que podemos tener en nuestros campos, la cual nos provee de criterio para identificar qué es paja y dónde podría encontrarse una aguja. Este es el desafío, transmitir lo complejo con palabras sencillas y directas sin banalizar el mensaje.

El riesgo es que caigamos en la afición a salir en programas de noticias y tertulias y pasemos a formar parte del circo mediático en que muchas veces caen las cadenas televisivas para ganar audiencia. Hasta el momento, los científicos que repiten hacen un papel muy digno y, sobre todo, son un contraste con la pelea de gallos y patio de colegio a la que asistimos con vergüenza y cabreo cuando el plató se llena de periodistas y políticos. La discusión entre médicos y científicos es más sosegada y con frecuencia escuchamos la frase mágica que nos dice que lo estamos haciendo bien: «No lo sé, lo desconocemos». Porque el gran riesgo es caer en lo que se denomina el efecto «Dunning-Kruger» y opinar de todo sin tener ni idea. ¿Os suena? El fenómeno fue descrito por estos psicólogos en 1990. Ellos hicieron una serie de experimentos para analizar el grado de competencia de las personas y la respectiva percepción sobre su competencia. Sus conclusiones fueron que los más incompetentes en un área de conocimiento son incapaces de detectarlo y reconocerlo, además, niegan la competencia de otras personas. La segunda conclusión de sus estudios fue también interesante: los competentes solían infravalorar su grado de conocimiento. Ya Bertrand Russell, el filósofo y matemático lo enunció a su manera: «Gran parte de las dificultades por las que atraviesa el mundo se deben a que los ignorantes están completamente seguros y los inteligentes, llenos de dudas». Dicho de otra manera: el problema del incompetente es que no tiene límites porque no es capaz de reconocerlo. ¿Os sigue sonando? El fenómeno «Dunning-Kruger» es un sesgo cognitivo que se manifiesta en todos los aspectos de la vida. Revela un mecanismo cerebral que tiende a responder siempre a las demandas del ambiente, aunque no poseamos el conocimiento necesario. Una consecuencia es que, al considerarnos perfectamente competentes, si algo sale mal será por culpa de los otros. Para escapar a esta trampa de la mente lo primero es ser conscientes de su existencia. Como reglas prácticas, siempre hay que dejar un espacio para la duda, opinar desde el respeto y no tratar de imponer nuestro criterio. Esta es una buena definición de la ciencia en el día a día.

El otro riesgo de la «popularidad» es dejarnos llevar por el entusiasmo mediático y anunciar grandes logros sobre proyectos propios que están en fases preliminares y despertar falsas expectativas. Estos meses nos hemos acostumbrado a ver cómo cada día se anunciaba por parte de los periodistas tratamientos milagrosos y vacunas exitosas. Tampoco ha sido inesperado ver a nuestros políticos pregonando mensajes triunfalistas como que «la vacuna será española». Nos ha preocupado más ver a colegas –afortunadamente pocos- entrar en esa dinámica de anunciar grandes éxitos con muy pocos datos, y aprovechar las plataformas mediáticas para publicitar, e incluso financiar, sus proyectos. Hemos de ser muy prudentes porque en ciencia se pueden generar expectativas que si no se cumplen provocan frustración y desconfianza.

LA TRIVIALIZACIÓN DEL CONOCIMIENTO Y LA MENTIRA

En la Era del tráfico libre de información a nivel global, el fenómeno «fake news» deviene la cara oscura que todo avance parece tener y la COVID-19 ha sido diana perfecta. Muchos científicos hemos estado alertas para contrarrestar una escalada sin fin de supuestos datos con interpretaciones poco acertadas que, constantemente, aparecieron en la red.

Una de las noticias más extendidas ha sido el supuesto origen artificial del virus que causa la COVID-19. En otras palabras, creado por el hombre en un laboratorio. Esta hipótesis ha sido propagada por todas las redes sociales e incluso ha estado presente en declaraciones de políticos relevantes y cadenas televisivas de máxima audiencia. En cambio, hasta el momento en que escribimos este libro, con el virus aún danzando por las calles de Madrid, no existe una evidencia científica que dé peso a esa conjetura. Algo que te hemos comentado profundamente en un capítulo anterior.

Otra de las grandes preocupaciones surgida durante la pandemia ha sido su posible relación con la red móvil de quinta generación. En 2020, la implantación de la 5G es una realidad en numerosos sitios del planeta. Con ella se cambia la manera de comunicarnos, pues multiplica la capacidad de transmisión de datos y posibilita la interconexión de electrodomésticos, automóviles, teléfonos etcétera. Es una revolución tecnológica que permite realizar intervenciones a distancia antes impensables. Mas, como todo lo nuevo, ha traído una pléyade de detractores que incluso la acusan de crear «un estado cuántico» inductor de la pandemia. Todo lo que podemos decir es que la mecánica cuántica explica la interacción producida a escalas ínfimas y la radiación electromagnética se cuenta entre los campos de estudio de esta ciencia. Sin embargo, a la luz de lo que hoy sabemos, no existe relación posible con la activación y propagación de un virus. El basamento teórico de esta hipótesis se sustenta en la interacción de los campos electromagnéticos y las radiaciones generadas con las estructuras celulares. Si bien es cierto que las emisiones de altas energías, como los rayos gamma o los rayos X, son nocivas porque al interactuar con las moléculas de los organismos vivos las transforman; el espectro de radiación emitida por los equipos con tecnología 5G no tiene suficiente energía para eliminar los electrones de los átomos. En otras palabras, no tiene capacidad para dañar el ADN, y mucho menos, para «generar» virus a partir de las células con las que «choca». La red social Facebook ha sido testigo de largas y acaloradas discusiones entre defensores y detractores de la hipótesis. Los valedores han basado sus afirmaciones en una supuesta coincidencia entre la implementación del 5G y las regiones con mayor número de casos en Estados Unidos y en Wuhan, el primer epicentro de la pandemia. Sin embargo, estas asociaciones no son correlaciones estadísticas sólidas y caen en el mismo saco que otros tantos estudios asociativos que podrían relacionar, de proponérselo, el apareamiento de murciélagos con la salida de barcos del puerto de Cádiz, por poner un ejemplo en extremo absurdo.

Otros bulos se centraron en remedios divulgados por sanitarios sin identificación que alentaban a beber mucha agua y hacer gárgaras con vinagre o sal disuelta en agua caliente. Hasta el momento en que escribimos estas líneas, no existe ninguna evidencia que demuestre la eficacia de beber mucha agua como inhibidor de la infección viral. Este acto, aunque beneficioso porque combate los efectos de la deshidratación que produce la fiebre, no perjudica a ningún virus. Por otra parte, enjuagarse la garganta con agua salada o vinagre tampoco protege del nuevo coronavirus. El falso remedio casero se publicó en varias redes sociales chinas. Tiempo después, el doctor Zhong Nanshan, supuesto autor del remedio, y la OMS desmintieron su eficacia.

Como ejemplo del imaginario popular, tampoco faltaron las noticias falsas sobre helicópteros que sobrevolaban ciudades fumigando contra el virus con sustancias tóxicas pulverizadas. Las redes sociales y, fundamentalmente, los mensajes de WhatsApp, inundaron los teléfonos del planeta con imágenes falsas que venían a confirmar el inexistente hecho. Pero quizá lo más doloroso ha sido la venta de EPI falsos y vacunas ficticias en la red. Muchas personas e instituciones fueron víctimas de mafias que, incompresiblemente, han intentado hacer negocio con la necesidad en tiempos de pandemia.

¿Por qué ocurre esto? Seguro que varias tesis doctorales se centrarán en la explicación de este fenómeno. Es normal que, con el flujo de tantos datos, se filtren mentiras o pseudoverdades por la falta de tiempo y conocimientos necesarios para evaluar toda la información que recibimos. Cada día se hace más complejo discernir entre lo real y lo que queremos que lo sea. Es preocupante la sensación de conocimiento que genera el acceso a los datos con un clic en Google. La mayoría de las veces ese clic nos muestra un resumen, una interpretación sin sostén que pretende sustituir al verdadero conocimiento. El gran físico teórico Stephen Hawking apuntaba en su libro póstumo[1] que mientras que en el siglo XVIII una persona podía haber leído todos los libros escritos hasta ese momento, hoy esta hazaña es imposible. Para solventarlo, consumimos pequeñas píldoras de conocimiento que, en demasiadas ocasiones, vienen envenenadas de ignorancia.

¿Cuál es la solución? Para abatir el desconocimiento solo existe una medicina: estudiar. Lo cual implica tiempo, dedicación y recursos. Debemos recordar que tener una conexión a internet no convierte a la persona en voz autorizada de ningún campo, tan solo está pagando por bajar y subir información a la red. Tener un criterio sólido en una especialidad es algo que se cuece con finas hierbas y en horno tierno. Además, el buen criterio en un área no te hace especialista en otra, alejada de la anterior. En esto nuevos años veinte, caracterizados por la inmediatez y el debate a tiempo real, conviene recordar que una opinión puede no ser un hecho verificado, ni sustentado por datos contrastados. Es recomendable y, de hecho, recomendamos, buscar las fuentes originales de cada afirmación, por muy cercana que esté a nuestro criterio. Un libro, un artículo científico revisado por investigadores independientes, una página web de un centro de investigación cuyos científicos se identifiquen… todo ello antes que un tweet incendiario soltado al espacio.

---

1. Hawkings, Stephen: *Breves respuestas a las grandes preguntas*. Editorial Crítica, Barcelona, 2018.

Alejandro tuvo que pasar dos semanas alejado del Hospital y solo en su casa. No tuvo síntomas, por lo que se dedicó a estudiar todo lo que salía sobre la epidemia. Se convirtió en una especie de libro de consulta para sus compañeros, quienes lo bombardeaban con preguntas variopintas. Atendió a un sinnúmero de medios y periodistas, lo cual era diana para bromas y alabanzas. «Hoy vuelvo para que me hagan la PCR y ver si ya he eliminado al virus. Luego tengo una entrevista para la tele», escribió en el chat. «Nos dices en cuanto sepas algo», le contestó el científico, que siguió con una pregunta: «Paloma, ¿ya podemos almacenar muestras de pacientes en el Biobanco?». «No, llevo una semana intentado que me definan los procedimientos, pero imposible», fue su respuesta. «No me voy a pronunciar, he de vigilar la tensión arterial, un día me dará un infarto. ¿Se puede ser más incompetente?», escribió el científico, que pasó de ser hipocondríaco a mal humorado. «Tranquilo, lo voy a lograr», respondió Paloma. «A este paso lo tendremos todo listo cuando no haya personas a las que salvar», sentenció el científico. La farmacéutica optó por no avivar el fuego.

«Lienz, ¿me escuchas?» … Eran palabras que llegaban envueltas en una neblina, al igual que la imagen de la persona que le hablaba. «Has estado entubado en la UCI², pero ya estás fuera de peligro. Te pasaremos a planta», eso lo escuchó con nitidez. Una vez más se percató de que estaba en movimiento, lo trasladaban de un sitio a otro. Horas después, ya despierto, logró que le contarán de su estado. Había evolucionado hacia una sepsis y estuvo varios días entubado. Ahora todo iba mejor, mas seguiría ingresado. En breve podría comunicarse con su familia. «¿Por qué me puse mal, soy joven?», preguntó. «No eres el único joven que hemos visto así, descansa», fue la respuesta que obtuvo.

«Sigo dando positivo, no puedo volver al hospital», escribió Alejandro. «Es preocupante la cantidad de sanitarios que están dando positivos, han ingresado en la UCI al Jefe de Servicio de Cirugía», comentó la farmacéutica y luego prosiguió con un interrogatorio sobre medidas de higiene para mantener a los niños a salvo de la epidemia.

Lienz se fue recuperando poco a poco, el personal del hospital lo ayudó más de una vez a comunicarse con su familia en Cuba y los amigos de

---

2. Nota de los autores: Unidad de Cuidados Intensivos

Madrid. *Luego de tres semanas ingresado le dieron la buena noticia: «PCR negativa, te vas a casa». Regresó a su piso con varios kilos de menos y el miedo en la mochila. Los amigos lo llamaron para conocer su estado, pero poco podían hacer por él. Hizo una pequeña compra, organizó el piso y decidió seguir descansando. No tenía síntomas, no le dolía nada, pero estaba devastado psicológicamente. Por primera vez, después de varios años en España, sintió el peso de la soledad que trae consigo la migración. La comunicación con Cuba, si bien lo arropaba, le recordaba todos aquellos motivos por los cuales dejó atrás esa isla llena de metáforas. «¿Qué tal ha ido el día hoy,* mijo*?» preguntaba su madre. «Todo bien, sigo desubicado, pero sin síntomas. Cuéntame de ti», era su respuesta. «Aquí apenas ha amanecido. Ayer a las cinco de la tarde fui por pan. No había, pero me dijeron que vendría a las siete. Marqué, no sé si te acuerdas qué quiere decir eso de marcar³, porque ya había algo de cola. Si no lo hacía, no comería. Luego dijeron que el pan se vendería a las siete y media. A esa hora salió el panadero diciendo que solo despacharía hasta las ocho y que el pan estaba malísimo. No crece porque la harina es pésima… y el divino sinvivir. Estoy flojita,* mijo, *me acuerdo de ti y de la de veces que me dijiste que me fuera de esta isla. Me pregunto, ¿qué hago aquí? Ni siquiera como pan. A mí me gustan las galletas, tampoco hay. Admiro la paciencia de la gente que no se queja, aguantando todo, la escasez, la cola, el perro de adelante que mordió al de atrás. Luego salimos a aplaudir porque la revolución es lo más grande y generoso que ha parido la humanidad… estoy harta, mejor no sigo. ¿Allí se siguen aplaudiendo en los balcones?», fue el texto que Lienz recibió desde La Habana. «Sí, seguimos aplaudiendo a las ocho, mami», respondió.*

Sigue aumentado la cantidad de sanitarios positivos. «Se están contratando médicos retirados y recién graduados», comentó la farmacéutica. «¿Cómo van los permisos para trabajar en el laboratorio?», continuó. «Seguimos en la lucha, lo del sentido común se ha ido a paseo. Ya he perdido la amistad con tres personas porque siguen bloqueando la actividad científica con estupideces», respondió el científico, que seguía enfadado. El Estado había prohibido toda actividad,

---

3. Nota de los Autores: Marcar consiste en reservar de manera verbal un lugar en una cola que puede durar horas e incluso días.

excepto aquellas consideradas esenciales, entre ellas no se encontraba la investigación. Los centros científicos permanecían cerrados. Se permitía desarrollar proyectos relacionados con la COVID-19, pero las restricciones tenían proporciones astronómicas. Demasiados años de papeleo, demasiadas personas ganándose la vida trabando cualquier resquicio de creatividad.

Lienz pidió reincorporarse, y así fue. Tuvo la suerte de no ser parte de aquel número importante de personas que despidieron al amparo de algunas de las formas establecidas por la ley.

«PCR negativa, me reincorporo esta tarde y de paso saco la basura, que me va a comer», fue el mensaje de Alejandro. «¿Empiezo a mover el reclutamiento de pacientes para el proyecto?», preguntó al científico. «Tengo los permisos éticos, pero aún no me dejan meter las muestras en el laboratorio. Busquemos un sitio en el hospital donde lo permitan y las almacenamos hasta que podamos analizarlas», respondió el científico. «Done, Charbel, una adjunta nueva que se llama Elena y tres enfermeros, Miguel, Álvaro y María, se suman al carro», escribió Alejandro agregando varios emoticonos. «Yo sigo pegándome con las comisiones para poder usar el Biobanco», agregó Paloma. «Querida, esta crisis me confirma que de ser dinosaurios hubiésemos pedido a gritos la llegada del meteorito», bromeó el científico.

Lienz intentaba tener ciertas rutinas. Se levantaba temprano, respondía el saludo nocturno de su madre por WhatsApp, leía algo en las redes, se duchaba, desayunaba y comenzaba a corregir los textos que tenía en la bandeja. Los días flojos de trabajo intentaba leer, cosa que no lograba. Escuchaba que muchas personas habían aprovechado la cuarentena para estudiar otras lenguas, escribir novelas, ponerse en forma física, leer todos aquellos libros pospuestos… «y yo tuve que pillar el virus», pensaba. Ahora se sentía débil, débil de ánimos. Seguía de cerca lo que ocurría en Cuba a través de su madre. «Hoy han repartido unas pastillas para prevenir la infección por el virus, te mando el prospecto en una foto», le comentó. «Mamá, esto es homeopatía, no funciona ni con esto ni con nada», le respondió. «Mijo, es lo que están dando, yo me la voy tomar por si acaso», continuó su madre.

8

DEBILIDADES PARA AFRONTAR LA PANDEMIA

El Rey reunió a su corte y les dijo: «He mandado hacer un precioso anillo con un diamante. Quiero guardar, oculto dentro del anillo, algunas palabras que puedan ayudarme en los momentos difíciles. Un mensaje al que yo pueda acudir en momentos de total desesperación Me gustaría que ese mensaje ayude en el futuro a mis herederos y a los hijos de mis herederos. Tiene que ser pequeño, de tal forma que quepa debajo del diamante de mi anillo».

Un anciano sirviente se le acercó y le dio un mensaje escrito en un papel minúsculo para que lo guardara en el anillo. «Este es el mensaje que tienes que guardar, pero no puedes leerlo hasta que estés en una situación sin salida».

Al cabo del tiempo, el reino fue invadido por un enemigo invisible, el Rey se encontró acorralado y entonces abrió el anillo y leyó el mensaje. Decía solo tres palabras: «Esto también pasará». Tras leerlo, el rey recuperó el valor y la serenidad y logró con mucho esfuerzo vencer a su enemigo.

Cuando se encontraba celebrando la victoria con todo su pueblo, el anciano se acercó y le dijo: «Ahora también tienes que leer el mensaje». El rey desplegó nuevamente el pequeño pergamino y leyó: «Esto también pasará».

—LEYENDA POPULAR

No, definitivamente COVID-19 no será la última pandemia. Quizás la siguiente ya ha empezado su trayecto en algún mercado del sudeste asiático, en la selva africana, en una granja de aves en Europa o en un humedal americano. Por alguno de estos sitios es probable que un virus mutante haya saltado ya a nuestra especie o permanezca agazapado en una colonia de mosquitos o roedores a la espera de su momento. No podremos evitar la próxima epidemia, pero sí podemos estar más preparados para enfrentarla. Para ello debemos preguntarnos qué hemos aprendido. Esa es la esperanza que nos queda. Todo este dolor, esta devastación sufrida, tantos muertos, la crisis económica que vamos a vivir y un largo etcétera difícil de pronosticar nos debe volver más inteligentes y algo mejores. ¿Qué podemos construir con la desgracia?

Escribir este capítulo es lo más difícil y delicado de este libro, pero pensamos que no podemos eludir esas dos preguntas: ¿qué hemos aprendido? ¿cómo será el día de después? Queremos responderlas como lo que somos, como dos investigadores que bucean en el cáncer y las enfermedades infecciosas, pero también como ciudadanos de este país admirable. La ciencia no cree en los maximalismos, conocemos la humildad de nuestro trabajo, lo que no nos impide sentirnos orgullosos de este y, sobre todo, de las personas con quienes trabajamos. Por eso no vamos a decir como tantos no-epidemiólogos o no-virólogos que esto se veía venir. Porque casi nadie lo vio venir y cuando unos pocos lo dijeron hace años o hace semanas no se les hizo caso.

Nadie, ningún país, ningún gobierno, sea del partido político que sea, está preparado para enfrentar una pandemia como esta. Gestionar una situación como la que estamos viviendo es terriblemente complejo. Resulta muy difícil tomar decisiones con una información escasa y con un alto grado de incertidumbre. Pero más difícil es saber en qué momento hay que tomar esas decisiones. Decisiones que van a cambiar la vida de los ciudadanos, que van a arruinar muchos negocios y, lo más terrible, que tendrán impacto en el número de enfermos y de muertos. Decisiones que, según sean acertadas o no, modificarán o agravarán el curso de la epidemia. Por el contrario, es muy fácil hacer predicciones *a posteriori*. Pero el respeto por las autoridades sanitarias que han tenido que gestionar una situación monstruosa no nos exime del análisis de lo sucedido. Este ejercicio es necesario para aprender en qué no debemos equivocarnos en el futuro. Porque si es cierto que ningún país estaba preparado, también admitimos que algunos lo han hecho más acertadamente que otros. Esta es la reflexión con la que queremos finalizar este libro. ¿Cuáles han sido nuestras debilidades para afrontar la epidemia y qué debemos mejorar para estar mejor preparados frente a la próxima?

EL PAPEL DE LA SANIDAD PÚBLICA

Antes de la pandemia, los profesionales de la sanidad junto con los investigadores y la policía, eran las instituciones mejor valoradas por los ciudadanos españoles en las encuestas del Centro de Investigaciones Sociológicas. Pero nunca como en este momento un país entero ha reconocido el papel de sus sanitarios con tanto aprecio y con tal grado de intensidad. Y no pensamos que se vaya a olvidar. Se ha hablado de héroes en todos los programas de televisión, en todos los medios. Pero como muchos de ellos han dicho «no queremos ser héroes», sino profesionales. En los años de plomo de ETA, Fernando Savater contaba que cuando le paraban por la calle y le decían que era un héroe, le recorría un escalofrío porque los héroes «suelen acabar muertos y siempre están solos».

Todos los políticos nos han repetido machaconamente que «España tiene la mejor sanidad del mundo». Esta epidemia nos ha mostrado que tenemos grandes profesionales, pero no la mejor sanidad del mundo. Las cifras lo demuestran, recordemos solo algunas: Alemania invierte el 9,58 % de su PIB en Sanidad; España, con el 6,2 %, ocupa el puesto 13 de los países de la Unión Europea. Es imposible ser la mejor sanidad del mundo con 300 camas hospitalarias por 100 000 habitantes frente a las 514 de media de la Unión Europea o con la tercera parte de camas de cuidados intensivos por millón de habitantes respecto a Alemania y por debajo de Francia e Italia. Desde 2007, España ha perdido 8400 camas hospitalarias. Los médicos de familia, otro de los puntales del sistema sanitario, tienen una disponibilidad de 5-10 minutos por paciente y no hay suplentes para economizar recursos, con lo cual se sobrecarga más la atención primaria. El número de médicos de familia por 100 000 habitantes es de 75 en España, frente a 170 en Alemania o ¡Portugal con 240! Desde 2011, 15 000 médicos españoles han solicitado certificados de idoneidad para trabajar en el extranjero. Más de cuatro mil sanitarios españoles trabajan en Reino Unido en el momento del *Brexit*. ¿Sabías que España, Bélgica y Chipre son los únicos países de la Unión Europea que no reconoce la especialidad de enfermedades infecciosas? Y a pesar de todo, ese sistema precarizado sigue siendo valorado con un 95 sobre un máximo de 100 por los ciudadanos.

¿Cuáles son las consecuencias de esta realidad? Que el sistema funciona al límite y revienta cada invierno durante la epidemia de gripe, con las urgencias abarrotadas y camas en los pasillos. Si tuviéramos un sistema «esponjado» habríamos podido absorber mejor la pandemia. Con menor estrés. Sabemos que todo hubiera sido insuficiente ante la presión que se ha sufrido y se sufre. Los grandes hospitales de este país, como La Paz, el Ramón y Cajal, el Clinic y el Vall d'Hebrón se transformaron en «Hospitales COVID». Se borraron las fronteras entre los especialistas y todos nuestros compañeros pasaron a ser «médicos COVID». A pesar de la situación de adelgazamiento de la sanidad pública de estos años, el sistema ha aguantado gracias al esfuerzo de los sanitarios.

Sin embargo, a estos profesionales que han estado en primera línea, tratando a los enfermos y cuidándonos, no les hemos tratado bien. El dato más terrible es que se han infectado masivamente y un número, siempre importante, ha fallecido. Oficialmente, más de 50 000 trabajadores de la salud se han infectado, el 22 % del total de casos de COVID-19. El doble que Italia y siete veces más que en China. En este último país al principio de la epidemia en Wuhan, el 30 % de los infectados era personal sanitario, pero gracias a la protección eficaz, al final de la epidemia los trabajadores sanitarios representaban solo el 3,5 % del total de casos. En los grandes centros hospitalarios entre un 10 y un 30 % de su personal se ha infectado, en los centros de salud de Madrid, el 40 % de sus trabajadores han sufrido la COVID-19. Sobrepasamos a todos los países en el porcentaje de sanitarios infectados. Algo no hemos hecho bien, faltaron equipos de protección, faltó personal, faltaron pruebas diagnósticas, faltó información. No hemos sido capaces de cuidar a nuestros cuidadores.

EL RECONOCIMIENTO DE LA GRAVEDAD DE LA PANDEMIA Y NUESTRO RIESGO COMO PAÍS

Desde que la epidemia se inició en China en diciembre de 2019, todos los países hemos pecado de creernos a salvo. Aquello no iba con nosotros. De alguna manera incomprensible, pensábamos que la COVID-19 no iba a alcanzarnos. Muchos factores han contribuido a esta reacción tardía. También todos los países hemos pecado de cierto supremacismo cultural. Al principio, era un problema de China –ya se sabe cómo son los...–, luego fue un problema de los italianos –ya se sabe cómo son los...–, más tarde, para la Europa del Norte, el problema fuimos los italianos y los españoles –ya se sabe cómo son...–. Hasta que la ola de la epidemia nos alcanzó a todos, y entonces el virus, la enfermedad, el miedo y la muerte nos hicieron iguales. Las fronteras son porosas y el virus las atraviesa fácilmente, creernos a salvo solo le facilita el paso.

Otro factor que puede haber contribuido a esta baja percepción de riesgo es el comportamiento de epidemias previas. En este siglo ya habíamos sufrido tres epidemias causadas por virus respiratorios, como hemos analizado en el capítulo 3 de este libro. Pero ninguna generó inquietud social; las tres pasaron sin pena ni gloria. La epidemia de SARS de 2003 afectó a 8000 personas, mató a 800 y se extinguió en nueve meses. Los casos de MERS son graves, pero muy esporádicos y limitados a una región del mundo, la península arábiga. Solo la gripe porcina de 2009 hizo saltar las alarmas ante el recuerdo lejano pero siempre presente de la gripe del año 1918, causada también por una variante H1N1. Los países se movilizaron y afortunadamente la epidemia no causó los daños potencialmente previstos. Pero la reacción ciudadana, al menos en nuestro país, fue muy negativa en un doble sentido: por una parte, se acusó al gobierno de haber provocado alarma social cuando al final la temida pandemia no fue más allá de una epidemia de gripe convencional. Se reprochó la compra de antivirales que no fueron utilizados y el almacenamiento de vacunas, debido según los habituales adictos a las teorías de la conspiración, a una maniobra de las tradicionalmente demonizadas compañías farmacéuticas. Pero, visto retrospectivamente, lo más negativo fue la impresión de que todo se había controlado, que el virus de la nueva gripe no era para tanto. Quizás esa experiencia de que las epidemias son controlables contribuyó a esta minusvaloración del riesgo, tanto por parte de las autoridades sanitarias como de la población. ¿Cuántas veces hemos escuchado que «estábamos perfectamente preparados para controlar la epidemia de coronavirus si un día llegaba a España»? No supimos ver lo que suponía que China, la segunda potencia económica mundial, paralizara su economía y confinara a más de 60 millones de personas. ¿Qué más necesitábamos para abrir los ojos a la gravedad de lo que estaba sucediendo? Cuando China controló la epidemia, pensamos que el problema se había resuelto. Pero sabíamos que es prácticamente imposible contener la propagación de un virus respiratorio con un alto índice de transmisión. Pero cuando los primeros casos llegaron a una docena de países europeos, no supimos valorar la gravedad de que el SARS-CoV-2 hubiera cruzado las fronteras. Supremacismo cultural y arrogancia frente a las epidemias contribuyeron a infravalorar al enemigo, un error que siempre cuesta muy caro.

Salud pública y vigilancia epidemiológica

Tanto a nivel global como en Europa, incluida España, hemos visto cómo nuestras estructuras de vigilancia epidemiológica y salud pública no están preparadas para gestionar una pandemia de esta magnitud. Si nos vamos a los organismos internacionales, la OMS no ha ejercido el liderazgo esperado. Parte de su organización está excesivamente politizada y esto le hace perder músculo técnico. Su capacidad para exigir información en tiempo real y fiscalizar, sin límites, los focos epidémicos, son insuficientes. Esto ha llevado al retraso en la notificación de las alertas. Tampoco los mensajes contradictorios o el alineamiento político de sus dirigentes en algunas declaraciones han ayudado a mejorar la credibilidad de esta entidad. Por su parte, Europa es claramente deficitaria a la hora de gestionar una epidemia. A pesar de las peticiones de Bruselas, cada país ha tomado sus decisiones en función de intereses locales, compitiendo de manera obscena en el mercado internacional por la obtención de recursos sanitarios antes que sus socios. Lo más vergonzante ha sido cómo Europa desoyó la llamada de auxilio italiana en el momento álgido del dolor de Lombardía y el Véneto. Una actitud que obligó a la presidenta de la Comisión a pedir perdón a Italia en nombre de toda Europa. Y del Centro Europeo para el Control de Enfermedades, mejor ni hablar. Sin capacidad ejecutiva, esta estructura burocrática sin medios ha estado ausente de la crisis.

La epidemia también ha mostrado la fragilidad de nuestras estructuras de salud pública. Desde el principio de la transición, el Ministerio de Sanidad ha sido desamortizado, hasta perder todo el poder ejecutivo. La descentralización es una decisión sociopolítica recogida en la Constitución. Pero es inadmisible que en una situación epidémica, en la que según la Ley General de Sanidad, el Ministerio de Sanidad ha de gestionar su control, este no tenga los recursos para ejercerlo. Un ministerio florero, con un ministro sin experiencia alguna en el tema sanitario, se ha transformado en el mayor poder político de la historia reciente de España. El ministerio de Sanidad es un ministerio clave y como tal debe ser considerado de ahora en adelante. La pandemia COVID-19 muestra que es imprescindible reforzar el ministerio de Sanidad a nivel estatal, profesionalizarlo y dotarlo de recursos. La salud pública es un tema de seguridad nacional y como tal debe gestionarse. El 5 de octubre de 2011 se publicó en el BOE la «Ley General de Sanidad Pública», que en su preámbulo afirma: «Los dispositivos de salud pública, especializados en la salud de la colectividad, vigilan el estado de salud de la población y sus determinantes, advirtiendo de las potenciales ganancias en salud de diferentes políticas o intervenciones; responden a las amenazas sobre la salud de la población y a las crisis sanitarias (...). Estas actuaciones requieren unas bases comunes de implantación en España que incluya garantías de máxima calidad, una cohesión humana que permita disponer de la mejor inteligencia de salud pública de nuestra sociedad allí donde sea necesaria y una organización que responda a los retos de la salud pública actual». Esta ley nunca fue desarrollada; hacerlo requería voluntad política e inversión real, algo que nunca se hizo, y perdimos una gran oportunidad.

LAS RESIDENCIAS DE MAYORES

Ha sido la cara más cruel de esta epidemia. Las noticias de devastación en las residencias de mayores, con miles de muertos, la mayoría no contabilizados. Toda una metáfora de su importancia para una sociedad en que ser viejo es un estorbo y ni siquiera su muerte se contabiliza. La mortalidad en las residencias nos ha explotado como una mina antipersona en la conciencia de cada uno y nos ha puesto frente a nuestros mayores con una mirada diferente. Sin atención médica, sin ser llevados a los hospitales, agonizando sin poder despedirse de sus hijos y nietos. Esta situación obliga a replantear toda la asistencia a la cuarta edad. Velar por sus derechos. Cuidar de que las instituciones que les acogen tengan los medios necesarios. Una sociedad humanamente avanzada se basa el progreso en la ciencia y cuida de los más débiles. La epidemia de COVID-19 nos ha mostrado una realidad que no queríamos ver, la precariedad en la asistencia de nuestros mayores.

Especialmente duro es asistir a la muerte de una generación que levantó este país, que puso la educación de los hijos –que en muchas ocasiones ellos no habían disfrutado– como la prioridad para que salieran de la pobreza, esa generación que ayudó a la siguiente a romper los techos de cristal. La misma generación que en el periodo más crudo de la crisis económica cuidó de los nietos, y financió de nuevo la familia de sus hijos con sus pensiones. Nadie merece el sufrimiento que ha procurado este virus diabólico, pero el ensañamiento con los mayores, condenados a morir solos, está siendo insoportable.

EL PAPEL DE LA CIENCIA

Nunca los científicos, los expertos, los investigadores, hemos estado tan presentes en las palabras de nuestros políticos. Después de campañas electorales, debates televisivos y del estado de la nación en que las palabras «ciencia» o «investigación» no eran pronunciadas una sola vez, nos hemos convertido en los salvadores de la patria. Como investigadores, tenemos una sensación agridulce. Nos alegra que el papel de la ciencia sea puesto en valor como el elemento que dará la solución definitiva a la pandemia. Pero, después de una década en que la investigación en España ha sido literalmente masacrada, hay una cierta impostura en las palabras de nuestros dirigentes. Se pueden ver algunos datos sobre la importancia de la ciencia para los políticos españoles, independientemente del partido en el gobierno, pues en esto sí que hay consenso. En el periodo 2009-2017, la inversión en I+D se incrementó un 22 % de media en la Unión Europea, Alemania aumentó su presupuesto en ciencia un 31 %, Reino Unido un 16 %, Francia un 10 %. ¿Qué hizo España? Disminuyó su inversión en investigación y desarrollo en un 6 %. Además, reforzó al máximo un sistema burocrático incompatible con la gestión de la ciencia, algo que provoca un escenario inaudito: solo se puede ejecutar el 46,8 % del presupuesto dedicado a la ciencia. Las cifras netas muestran una inversión real en investigación y desarrollo en 2018 de 3278 millones de euros, el mismo presupuesto que en 2004. Como dato para reflexionar, la última Acción Estratégica de Salud del Instituto de Salud Carlos III[1], la mayor convocatoria de financiación de investigación biomédica de nuestro país, no contemplaba como área prioritaria las enfermedades infecciosas.

---

1. Nota de los autores: El principal organismo financiador de la investigación biomédica de España.

La falta de inversiones hace que España sea el único gran país de la Unión Europea que no dispone de un animalario de primates, ni de un laboratorio de máxima seguridad en nivel 4 para muestras humanas. El argumento que se da es que son infraestructuras costosas, sobre todo en su mantenimiento. Pero son esenciales para realizar investigación sobre gérmenes peligrosos y desarrollar vacunas y fármacos frente a las nuevas infecciones como COVID-19. Si alcanzamos la fase de desarrollo de una vacuna y tenemos que evaluarla en primates, tendremos que concertar los experimentos con animalarios de alta seguridad en Europa, Estados Unidos o Asia. Pero el problema será que esos laboratorios estarán saturados probando sus propios prototipos, y el desarrollo de nuestras vacunas no solo será caro, sino quizás imposible.

Como consecuencia de estas medidas económicas contra la ciencia, los laboratorios han perdido capacidad competitiva, que han tenido que suplir con voluntarismo y mucho trabajo. España tenía un altísimo nivel en el campo de la investigación en virología, con grandes especialistas que eran una referencia científica internacional. Algunos de estos grupos no han podido asegurar una transición debido a la pérdida de toda una generación de investigadores y han desaparecido o desaparecerán a corto plazo. Porque lo más grave, la peor consecuencia de esta política ignorante y cortoplacista, ha sido la pérdida de talento investigador, los miles de jóvenes científicos que han tenido que emigrar a otros países para poder realizar su vocación. A este exilio exterior se ha sumado una sangría interior, con el abandono de la carrera científica por miles de doctores, al no existir posibilidad de conseguir una posición mínimamente estable en el masacrado sistema español de ciencia y tecnología.

Ante la epidemia de COVID-19, el Ministerio de Ciencia ha habilitado un fondo extraordinario para investigación sobre la enfermedad. Además, el Centro Nacional de Biotecnología del Consejo Superior de Investigaciones Científicas ha recibido una financiación directa de 4 millones de euros para el desarrollo de vacunas frente a SARS-CoV-2. ¿Estas cifras representan mucho dinero? Tan solo hagamos una comparación con lo que se gastan en otras áreas en el mismo país o, para ser estrictos, os invitamos a buscar los presupuestos que manejan los centros de investigaciones punteras del planeta. La conclusión os la adelantamos: es una inversión ridícula. Más aún si estamos hablando de salvarnos la vida. Porque el problema de fondo es que necesitamos incrementar la inversión en todas las áreas de investigación, no solo en COVID-19. La lectura que se puede hacer de todo es sencilla: no se cree en la ciencia como motor de la sociedad.

Los investigadores españoles han reaccionado frente a la epidemia de COVID-19 con una movilización general. Todos los días leíamos ofertas, por una parte, de su colaboración en la realización de test diagnósticos frente al SARS-CoV-2. Y por otra, participando en la convocatoria de proyectos de investigación extraordinaria a la que se han presentado más de mil proyectos. El debilitado sistema de ciencia español, como en el caso de la sanidad pública, ha respondido a la epidemia de COVID-19 con determinación. Los investigadores estamos en la retaguardia y trabajamos duro. Mas, siendo realistas, será muy difícil competir con consorcios globales que invierten miles de millones de euros en el desarrollo de una vacuna.

EL SECTOR TECNOLÓGICO

Uno de los aspectos más dramáticos en el manejo de la epidemia ha sido la carencia de materiales médicos de diagnóstico y tratamiento de los pacientes con COVID-19. Nos hemos enfrentado a la falta de equipos de protección adecuados –una de las causas de la infección del personal sanitario–, mascarillas para la población, respiradores para las UCI y material para realizar el diagnóstico de la infección. La pandemia nos ha reflejado como en un espejo la capacidad tecnológica de nuestro país. Conseguir estos materiales, de los más simples a los más sofisticados, se ha transformado en una guerra abierta en los mercados internacionales. Los países productores priorizan sus propios mercados y hemos asistido a episodios dignos de películas de la mafia, con robos de material comprado por una oferta mejorada a pie de pista, la retención de material destinado a otros países europeos por parte de Francia y Alemania y el pago de cantidades astronómicas por un material esencial en el tratamiento de los pacientes y el control de la epidemia.

Otro escenario dramático ha sido la realización de los test de diagnóstico virológico mediante PCR. Todos los grandes hospitales y los centros de investigación disponemos de la tecnología, el material, el personal y la experiencia para hacer estas determinaciones. Pero ha habido una ruptura del stock de materiales, porque los fabricantes de los reactivos químicos necesarios son empresas chinas, coreanas, japonesas, norteamericanas, alemanas... y ante el incremento de demanda y la prioridad de los países donde se fabrican estos reactivos, el mercado se ha visto desabastecido.

Un último aspecto es la carencia de fábricas para producir vacunas. Cuando exista una vacuna frente al SARS-CoV-2, habrá que producir miles de millones de dosis y para eso serán necesarias factorías en muchos países. Aquellos que oferten sus infraestructuras, adaptándolas para producir vacunas, estarán bien posicionados para disponer de los primeros stocks. Pero si España no dispone de estas factorías, ni es capaz de adaptar las existentes, estaremos en una posición muy débil para exigir que se nos faciliten dosis antes que a otros países. Podemos asistir al escenario de que Estados Unidos o Reino Unido vacunen a toda su población, mientras nosotros no podamos vacunar a nuestros grupos de riesgo, mayores y sanitarios incluidos. La debilidad tecnológica puede pasarnos una factura importante en el futuro inmediato.

La reacción de las empresas del sector textil, del motor, de biotecnología, ha sido unánime, y muchas han reconvertido sus cadenas de producción para generar estos materiales, pero hay materiales y procesos que no pueden improvisarse. Nuestro gobierno ha anunciado la creación de «reservas estratégicas» de material sanitario. Hemos comprendido que aunque sea más caro fabricar mascarillas o respiradores aquí que en China, es necesario apostar por sectores tecnológicos nacionales para poder afrontar una epidemia.

La pandemia de COVID-19 nos ha revelado importantes debilidades en el sistema sanitario, científico, tecnológico y de asistencia social en nuestro país. Y a pesar de la descapitalización sufrida, hemos resistido el embate más duro de esta epidemia. A costa del esfuerzo de todos los profesionales –no solo médicos y enfermeras– que sostienen el sistema sanitario: celadores, auxiliares, limpiadores, trabajadores de las cocinas, lavanderías, gestión de residuos... hemos sobrevivido. Con el esfuerzo de los gestores de todos los niveles de la administración, con la colaboración de los investigadores, de todos los trabajadores esenciales para mantener los suministros y la energía, de los empresarios que han reconvertido su actividad. Y sobre todo, con el esfuerzo de los millones de ciudadanos que han cumplido el confinamiento con disciplina y convicción, nuestro país ha sobrevivido a la tempestad. A pesar de las debilidades de nuestro sistema, ha prevalecido la fortaleza de una sociedad solidaria. Pero no podemos pedir de nuevo frente a una nueva pandemia que volvamos a ser héroes.

Por eso, cuando todo pase, cuando el coronavirus sea el recuerdo de un mal sueño, como en la fábula del mensaje del rey, tenemos que volver a leer la frase: «esto también pasará», y prepararnos para la siguiente epidemia.

PRESENTE Y FUTURO, EL DESIERTO QUE SEGUIRÁ A LA TEMPESTAD

Se dice que nada será igual después de esta pandemia. Se nos anuncia que el mundo cambiará de forma radical. No es este el lugar para mostrar nuestra convicción o nuestro escepticismo. No disponemos de elementos para saber cómo será el mundo post-COVID-19. Pero a partir del análisis de nuestras debilidades, parece claro que hay aspectos que deben mejorar para enfrentar con éxito la siguiente epidemia o situación de emergencia sanitaria a la que nos veremos abocados. Necesitamos:

- Reforzar el sistema sanitario público, dotarlo de medios, incrementar el número de camas hospitalarias para no trabajar al límite. Aumentar el personal a todos los niveles –atención primaria, especializada y hospitalaria– mediante convocatorias públicas que oferten empleos dignos y permitan recuperar la diáspora de médicos y enfermeras que han buscado oportunidades en otros países. Y, por supuesto, disponer de stocks suficientes para asegurar la asistencia.

- Apoyar y fomentar la creación y reconversión de empresas que produzcan los materiales necesarios para enfrentar una crisis sanitaria, desde los fabricantes de mascarillas hasta los de respiradores o materiales de biología molecular para el diagnóstico. Como el sector energético, el turismo o la industria, el sector biotecnológico debe considerarse estratégico en la economía de nuestra país. Aunque los costes de producción sean inicialmente más caros, la apuesta por la tecnología nos asegura no quedarnos desprotegidos en caso de una nueva crisis sanitaria.

- Apostar decididamente por la investigación. Un pacto de estado por la ciencia que establezca una inversión permanente del 3 % del PIB. La ciencia no es gasto, sino inversión y sin ciencia no hay futuro; parece un slogan, pero es una realidad. Para esto es necesario un pacto nacional por la ciencia en que se diseñe una estrategia por parte de los investigadores españoles. Un acuerdo en el que la investigación en enfermedades infecciosas vuelva a ser una prioridad. Un compromiso para la inversión mantenida, independientemente de las crisis económicas. Es imprescindible desligar la gestión científica de la estructura burocrática de la administración del Estado, recuperar el talento investigador y crear programas de difusión que acerquen la ciencia a los ciudadanos.

► Revisar la atención de las residencias de mayores, desde su financiación hasta su estructura, y revisar los servicios médicos que deben ofertarse en estas. Dotarlas de financiación que permita la contratación y formación de personal especializado para dichas residencias.

Son conclusiones evidentes, iniciativas que nuestro país debe tomar para que todos estemos mejor preparados para afrontar la próxima epidemia. No es gasto, es inversión; no es un capricho, es una necesidad; no es un lujo, es simplemente inteligencia. Derek Bok, presidente de la Universidad de Harvard, lo dijo claramente: «Si usted cree que la educación es cara, pruebe con la ignorancia». Esperamos que nadie olvide lo que ha pasado, pero también esperamos que nuestros dirigentes sean coherentes con los mensajes que nos han dirigido estas últimas semanas. En último término, lo realmente importante es que todos, cuando la fase más dura de la pandemia pase, exijamos estas medidas, por recuerdo a los muertos, por respeto a los héroes sanitarios, y por nuestra propia dignidad. La dignidad de los ciudadanos de este país que hemos sufrido y respondido de manera solidaria y ejemplar a esta crisis sin precedentes. Si igual que hemos permanecido unidos para atravesar la tempestad, seguimos unidos, podremos atravesar el desierto que nos espera el día después, y a pesar de su aridez, construir una sociedad mejor. Nos la merecemos todos.

«En Urgencias hay cuatro compañeros que no han tenido síntomas y han dado negativos en las dos PCR que se han hecho, los llamamos La Resistencia», escribió Alejandro a primera hora de la mañana. «Ya me lo había comentado anoche Charbel, él está entre ellos. ¿Tienen alguna conexión de etnia o algo destacable?», preguntó el científico. «Nada en apariencia» respondió Alejandro. «Se podría hacer un estudio genético, habría que incluir serología para ver si tienen anticuerpos», propuso el científico. «Estaría fenomenal hacerlo, ¿escribimos el proyecto y buscamos cómo financiarlo?», continuó Alejandro. «Estamos tardando. Incluso se podría ligar al proyecto anterior. Ampliamos los objetivos. No solo estudiar la respuesta de las defensas, también buscar si hay alguna base genética. Sé quién nos puede hacer la parte genética y no nos costará», afirmó el científico, que ya no recordamos como hipocondríaco, pero lo seguía siendo. «¿Genética?», preguntó la farmacéutica. «Esto podría responder las diferencias de incidencia entre países, ¿no?», añadió. «Podría, pero no lo des por hecho», respondió Alejandro.

«He encontrado una empresa que nos financia el análisis genético y ya he enviado el proyecto al Comité de Ética a ver qué nos dicen» escribió el científico tarde en la noche. «Ya tengo definido el protocolo para poder guardar las muestras en el Biobanco», afirmó Paloma. «Si toda esa energía la empleáramos en estudiar e investigar, ya tendríamos la solución. Lleváis semanas en punto muerto, con desgaste mental importante… ¡meteorito! Entre todas las opciones, esta especie escoge el meteorito», comentó la farmacéutica. «Eyyyy, eso del meteorito tiene derecho de autor», bromeó el científico. «Al menos hemos logrado algunas cosas», escribió Paloma, siempre positiva. «El jefe de Cirugía se está muriendo, no creo que pase de mañana. No puedo ser optimista, era una buena persona», terminó la farmacéutica. Al día siguiente se difundía la noticia. Otra persona de entre los sanitarios que fallecía como consecuencia del virus. Otro día triste.

Lienz sigue con su rutina y va añadiendo algunas actividades. Aún no se decide a incluir el deporte, le tiene pavor a la sensación de ahogo. Poco a poco va recuperando el contacto con sus amigos. Asiste a cenas, desayunos y brunchs *a través de la pantalla. Logra comunicarse con su prima en China, quien está bien, no se contaminó. Le da «me gusta» a los vídeos que sube Lidia desde México, en especial uno sobre curiosidades sobre Dalí, pero no tiene fuerzas para interactuar mucho más. Lo mismo ocurre cuando sus amigos Vivian y José, desde Río, le cuentan lo que está haciendo Bolsanaro, solo atina a responder con un emoticono. Mientras tanto, Alejandro y el científico van montando todo lo necesario para desarrollar el proyecto que habían propuesto. Para ir con mayor celeridad, necesitan un equipo de citometría potente. Logran que la empresa que los vende les ceda uno durante algún tiempo. En España los fallecidos y los contagios comienzan a descender. La temperatura, por el contrario, asciende. «Puede que el calor ayude a bajar la transmisión», comenta Alejandro. «Pero volverá en diciembre y seguimos sin tener una solución», remarca el científico.*

«Mientras acondicionan un laboratorio del IdiPAZ para trabajar con muestras de pacientes, estamos intentando hacerlo en GSK, es un follón burocrático, pero de otra manera nos quedaremos sin observar lo que ocurre en los enfermos. Cuando vuelva la epidemia estaremos en las mismas», escribió el científico. «GSK, ¿la farmacéutica?», preguntó Paloma. «Sí, ellos tienen un laboratorio P3[2], si todo sale bien podremos trabajar allí. El papeleo es enorme», respondió el científico. «Algo es algo, míralo de esa manera», siguió Paloma. Todo era absurdamente lento. Pocos se tomaban en serio la ciencia y mucho menos si esta se alejaba de un ensayo clínico. Ese escenario ni se consideraba. El ministro de Ciencia comentó en una comparecencia que la vacuna podría ser española y estaría para finales del mes de abril. El científico se llevó las manos a la cabeza. «Este hombre no sabe lo que es una vacuna, ¿quién lo asesora», escribió en el chat.

Pasó abril, llegó mayo y seguimos, como era de esperar, sin vacuna. El equipo del científico y los sanitarios de Urgencias se afanaron por reclutar todos los pacientes posibles, tomarles las muestras y almacenarlas. En el laboratorio, un recién doctorado Jose, junto a Robert, Verónica y Jaime ponían a punto todo para para analizar las muestras de los pacientes, cuando se cumplieran los requisitos. El estudio genético para

---

2. Nota de los Autores: Es un laboratorio donde se puede trabajar con agentes altamente infecciosos y peligrosos.

probar si había alguna predisposición en la evolución de la enfermedad aún no había sido aprobado por el Comité de Ética. *Paloma estaba a punto de poder guardar muestras de pacientes en el Biobanco para investigaciones futuras, pero aún le quedaba un par de trámites por resolver.* «No puedo con las personas negativas» repetía una y otra vez. «Sigo haciendo esto por la maldita vocación, porque solo me trae dolores de cabeza», se quejaba el científico. «Está bajando la cantidad de infectados, pero no sabemos casi nada de la inmunidad», recordaba Alejandro. «Alejandro, necesito que actualices los protocolos», pidió la farmacéutica. «Ya voy», respondió el aludido.

«Me han pedido que done sangre para un estudio de inmunidad con los que hemos pasado la COVID-19», escribió Lienz a su madre. «¿Y qué has respondido?», preguntó desde La Habana. «Por supuesto que sí, la ciencia es lo único que nos salvará», respondió Lienz desde Madrid. «Y tu novela, ¿cuándo saldrá?», otra vez desde La Habana. «No lo sé, ya estoy escribiendo otra, se titulará La nueva peste», respondió Lienz desde Madrid, por supuesto.

Esta historia, si fuera contada en el cine, acabaría con un gran ¡Eureka! En la imagen final se vería al científico, su grupo, Alejandro con todos los sanitarios de Urgencia, Paloma y la farmacéutica fundidos en un abrazo. Habrían encontrado la solución y la pandemia entraba en la historia de un tiempo pasado. Pero... no es una película. En el momento en que se escribe este libro la pandemia sigue siendo una realidad. En Madrid las nuevas infecciones y fallecimientos han disminuido drásticamente, pero seguimos con las mascarillas, algunos con guantes y todos con el miedo a la contaminación. Ojalá cuando leas estas letras cualquier grupo de científicos haya encontrado la clave para tratar a los pacientes y la vacuna sea, también, una realidad a disposición de todos.

Epílogo

Escribir una historia. Este es el deseo de todo escritor. Cuando la Editorial Anaya nos contactó, el coronavirus era un espectro lejano y el libro planeado muy diferente al que acabas de leer. El virus nos alcanzó a todos porque habíamos olvidado que no tiene fronteras, y ya nada fue igual. Empezamos durante el confinamiento, y en un momento dudamos del sentido de escribir una historia sobre algo que estaba desarrollándose sin saber cómo iba a terminar. Atravesamos los barrancos de la enfermedad, la recuperación, el comienzo de un proyecto de investigación en el tema, la desesperación por la lentitud, la pérdida de amigos muy queridos y todo en apenas noventa días. Así, la historia sobre este virus fue cobrando forma porque pasamos a ser parte de ella.

En estos meses hemos vivido una experiencia dura, atroz para muchas familias. Particularmente en España, recordaremos la primavera del 2020 como se recuerda una guerra. Pero también hemos asistido con orgullo a no darnos por vencidos, salir a aplaudir cada día para mostrar el agradecimiento y trabajar desde ángulos diferentes para aportar soluciones. Los científicos, desde una retaguardia próxima a los sanitarios, hemos seguido estudiando, escribiendo, publicando, presentando proyectos para acabar con el virus asesino. También en el mundo de la investigación se ha realizado un esfuerzo ingente para encontrar fármacos y vacunas. Se han producido muchos momentos solidarios, iniciativas para ayudar en el diagnóstico, estudiantes que nos pedían venir a trabajar en el laboratorio para cooperar, investigadores que han pasado jornadas interminables para comprender al enemigo y así combatirlo mejor.

En un momento dado nos replanteamos la pregunta: ¿Merece la pena escribir este libro? Y añadíamos: ¿Podemos contar algo más, diferente de una historia sobre la que tanto se informaba, a todas horas, en todos los medios? Cuando se duda, hay que volver al origen para encontrar respuestas. Entonces nos preguntamos por lo que somos. Tenemos un oficio humilde y raro. Somos dos científicos, pertenecemos a esa extraña profesión movida por la curiosidad que en palabras del gran Claude Bernard «intenta comprender». Nos gusta la literatura, la ficción más allá o más acá de la realidad, la divulgación del saber, intentar hacer sencillo lo aparentemente complicado, contar historias.

Eso podíamos aportar y es lo que hemos plasmado en este libro que en breve cerrarás. Te intentamos explicar, desde la perspectiva de la ciencia y nuestra experiencia, una pandemia que ha arrasado con el mundo tal y como lo conocemos. Una batalla más en la larga lucha entre virus y hombres. ¡Gracias por leerlo!

—José Alcamí y Eduardo López-Collazo.
Madrid, 18 de junio de 2020.

Notas del lector